AF431847

CHIARA FUSI

BEL TEMPO

centoundici riflessioni
sul privilegio di vivere

◆

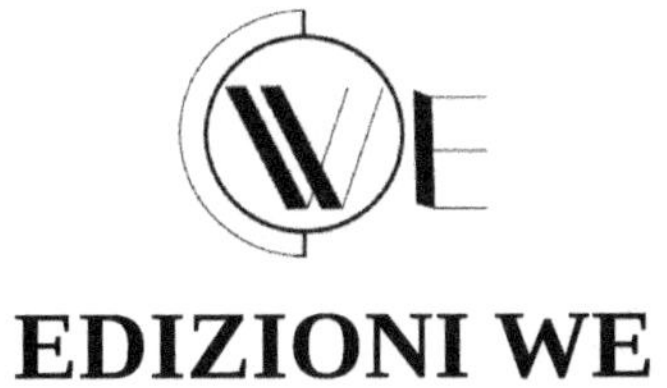

EDIZIONI WE

Contatti

Email:
emozionarti@gmail.com

Facebook:
https://www.facebook.com/chiara.fusi.925

Instagram:
https://www.instagram.com/chiaraemozionartifusi/

Immagine di copertina di Chiara Fusi
Grafica della copertina di Beatrice Belinzaghi e Tommaso Belinzaghi
Editing: Valentina Ferri
          Andrea Gerbo

ISBN 979-12-5497-090-4

©2023 Edizioni WE di Nicola Bergamaschi
Via Paulli 10/A – 26015 – Soresina (CR)

www.clickpertutti.com
www.edizioniwe.com
www.facebook.com/edizioniwe
www.instagram.com/edizioniwe
info@edizioniwe.com

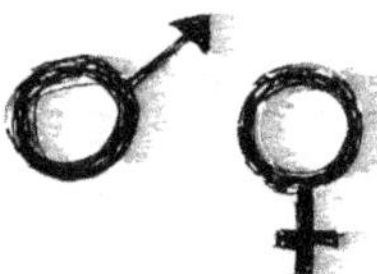

*Ho scritto questo testo tutto al femminile
per bilanciare secoli di scrittura al maschile.
Ovviamente è un testo
sia per lettrici che per lettori.*

LE RIFLESSIONI
NON SONO SEMPLICI RAGIONAMENTI

"RIFLESSIONE" secondo Treccani:
Considerazione, osservazione attenta e meditata.

DICONO I FILOSOFI:

Kant: *particolare stato dello spirito che permette di «scoprire le condizioni soggettive nelle quali possiamo arrivare ai concetti», è «la coscienza della relazione tra le rappresentazioni date e le nostre varie fonti di conoscenza», grazie alla quale può essere colto il loro scambievole rapporto.*

Hegel: *attività che caratterizza la libertà del soggetto pensante in quanto non si limita a cogliere una natura delle cose come natura preesistente, ma la produce nel momento stesso in cui la coglie.*

POESIA OTTONARIA DELL'EMOZIONE

CHIARA DICE:
NON HO NIENTE DA INSEGNARE,
IO DESIDERO EVOCARE.
EVOCARE RIFLESSIONI
PER COMPRENDER LE EMOZIONI.

LORO SON DOLCI E SALATE
E SI MUOVON CON BALDANZA
COME BUSSOLE DORATE
HANNO VITA IN ALTERNANZA

ORA ARRIVANO, ORA VANNO
SI DISSOLVON LE EMOZIONI
QUALCHE VOLTA FANNO DANNO
MA SON RICCHE DI LEZIONI

NELLA VITA TUTTO HA UN SENSO
AGLI ERRORI SI RIPARA
DAI SUCCESSI NASCE ASSENSO
DAGLI AMORI UN'ALBA CHIARA

LEI CI GUIDA SENZA SOSTA
NELLE SCELTE, OGNI MOMENTO;
VUOLE SOLO UNA RISPOSTA:
STAI SEGUENDO IL TUO TALENTO?

QUESTO DICE L'EMOZIONE:
IO TI PARLO CON DOLCEZZA
CON VIGORE E VERITÀ

TU NON STRINGERE L'AMPIEZZA
DELLA MIA COMPLESSITÀ

SONO INTENSA, SON POTENTE
HO UN LINGUAGGIO UNIVERSALE
SONO SORPRENDENTEMENTE
FORTE, MAGICA E REALE.

SENZA ME SEI "TUTTA TESTA"
FREDDA, DURA, LINEARE.
LA TUA MENTE MI CONTESTA
IL SUO SCOPO È ENFATIZZARE,

INGRANDIRE DEI PERCHÉ
RAGIONARE, VINCOLARE
DARE SPAZIO A DEI CLICHÉ
PER POTER RASSICURARE

OOOH! RAGIONE NON TEMERE!
L'EMOZIONE DA SPESSORE
NON VUOL CHIUDERE IL FORZIERE
VUOL SOLTANTO USARE CUORE!

RAGIONE+EMOZIONE:
DAI, TENIAMOCI PER MANO
STIAMO UNITI CON PASSIONE
IO TENORE, TU SOPRANO
VITA, MUSICA E VISIONE!

PREFAZIONE DELL'AUTRICE

C'è un gran bisogno di procurarsi del BEL TEMPO.

Serve "auto-intrattenimento endogeno", ovvero la capacità di stare in armonia con se stessi anche senza apparecchi elettrici ed elettronici in funzione.

Vuol dire spegnere tutto, TV, smartphone, musica e stare in connessione con se stessi, dal vivo, con altri esseri umani (inquadra il QR code se vuoi vedere e ascoltare il manifesto della Ludoteca Emozionale. Dal mio libro *TUTTO – Un Romanzo di FantaUmanità*).

Tu cosa fai per procurarti del BEL TEMPO?

Ecco una proposta: "giocare" con questo testo!

Questo è un libro-non-libro.

Non ha un inizio, né una fine.

Non è fatto per essere letto dalla prima pagina all'ultima.

È fatto per essere aperto a caso e *assaporato*, con curiosità e soddisfazione.

Dal 2007 invento attività e giochi per agevolare una sana socialità. Allenare la comunicazione sentimentale, l'intelligenza emotiva e l'intelligenza dell'amore è un *passatempo* fruttuoso e lungimirante.

OPINIONI O RIFLESSIONI?

Viviamo nell'era dei talkshow, luoghi dove si raccolgono chiassose opinioni contrastanti; il più delle volte questi duelli verbali provocano solo divisione e isolamento; dialoghi che contemplano frasi limitate, limitanti, giudicanti, come:

- "Ti spiego…"
- "Devi capire che…"
- "È assurdo che sia successo questo!"
- "Ma non si vergognano quelli lì?"
- "Io non avrei mai fatto così!"

…e via dicendo, alla rincorsa di un illusorio, "ho ragione io" che sancisca il proprio granitico punto di vista.

In controtendenza a questa china sdrucciolevole io desidero, con questo testo, proporre un'attività un po' fuori moda: praticare morbide riflessioni.

Ascoltarsi, raccontarsi, accogliersi nella diversità, ponderare l'altrui punto di vista, lasciarsi ispirare.

Questa raccolta di pensieri è un tentativo di comunicare emozionalmente.

Non ho niente da insegnare: io desidero evocare.

Evocare* è un bellissimo verbo, mi affascina!

Le riflessioni hanno un sapore delicato, vanno sorseggiate come un calice di vino prezioso. Il suo sapore avvolge la lingua e il palato: è così che scopriamo i ricordi del grappolo d'uva quando viveva all'aria aperta. Ogni singolo chicco ha assorbito la fragranza dei fiori, le memorie del vento, il bagliore del sole.

Che dai tuoi calici si sprigionino le migliori fragranze emozionali!

Con amorevolezza e gratitudine

Chiara Fusi

EVOCARE: descrivere o narrare non per rappresentazione diretta, ma per suggestione della memoria - Treccani

BEL TEMPO

centoundici riflessioni
sul privilegio di vivere

A Bruna e Attilio, mamma e papà.
Grazie di avermi dato la vita ♥

"Non si può insegnare niente;
si può solo far sì che uno le cose
le trovi in se stesso"

Galileo Galilei

TRASCORRERE DEL "BEL TEMPO"
ISTRUZIONI PER IL MIGLIORE UTILIZZO
DI QUESTO LIBRO-NON-LIBRO

"BEL TEMPO" *non è solo quando stai bene nel presente; è quando stai facendo qualcosa che ti è utile per conoscere chi sei. Contattare le sfumature che vivono in te, scoprirne di nuove, imparare a lasciarle dialogare tra loro.*

Ti propongo centoundici riflessioni sul privilegio di vivere.
Vitalità, nutrimento, emozioni, creatività, fantasia.

Ogni riflessione termina con una o più domande: rispondi liberamente! Non esistono risposte giuste o sbagliate. Esisti tu, con la tua storia, la tua sensibilità, la tua unicità.

Questo libro-non-libro è uno strumento sociale per evocare riflessioni e dialogare con la propria coscienza, i propri valori e percezioni.

Questa raccolta di pensieri dà il meglio di sé in una dimensione comunitaria: una serata tra amiche e amici o familiari, un ritiro di crescita personale, un workshop sulla creatività, un meeting di lavoro sulle soft-skills (competenze relazionali).

È anche utile come strumento per un "TAGLIANDO DI COPPIA": utilizzare questi pensieri per passare del BEL TEMPO intimo insieme per ascoltarsi, confrontarsi, osservarsi amorevolmente.*
Oppure puoi anche assaporare ogni RIFLESSIONE in solitaria e creare un dialogo con te stessa.

*Ti prego di **NON** leggere questo testo tutto di seguito, senza concederti del tempo morbido per riflettere. Ne ricaveresti solo un susseguirsi di stimoli troppo "veloci" per rendersi utili.*

Se siete in gruppo prima di iniziare può essere interessante eleggere democraticamente un *FACILITATORE***, una persona ritenuta la più idonea a gestire i dialoghi e a mediare con delicatezza, ma autorevolezza, lo svolgimento dei vari interventi.

NON ti consiglio di andare in ordine crescente (riflessione 1, 2, 3, 4…) è poco divertente e svilisce il gusto dell'imprevedibilità. Scegli una tra queste modalità:

♥ *apri una pagina a caso e prosegui passando il libro di mano in mano a tutti, i quali a loro volta apriranno una pagina a caso.*
♥ *prima di cominciare, il facilitatore chiede a tutti i partecipanti un numero da 1 a 111, li annota da qualche parte e poi… via! Si comincia!*

SVOLGIMENTO: DUE POSSIBILI PRATICHE

♥ ***TUTTI PER UNO****: tutti i partecipanti raccontano la propria riflessione, indipendentemente da chi l'ha scelta. Sarà una condivisione allargata, profonda e partecipata.*

♥ ***OGNUNO PER SÉ****: solo chi ha "scelto" il numero della riflessione risponde all'argomento che il fato ha mandato.*

♥ *Si può anche optare per* **UN MIX TRA LE DUE PRATICHE**, *lasciando che di volta in volta sia il desiderio di condivisione a guidare il dialogo e l'ascolto nel gruppo.* (Queste le riflessioni da me consigliate per una condivisione comunitaria: 4 7 9 12 13 16 18 23 25 28 29 36 39 41 42 46 48 50 55 59 66 67 69 76 79 82 85 86 92 94 99 101 103 105 106 107 108 109 110 111)

A TE LA SCELTA!

CONSIGLI AGGIUNTIVI:

▶ *spegnere il cellulare o lasciarlo in modalità aereo per non farsi distrarre dalle notifiche;*
▶ *procurarsi qualche foglio bianco e qualche biro, alcune riflessioni potranno risultare più chiare se scritte o disegnate;*
▶ *predisporsi ad un ascolto rispettoso ma partecipato; qualsiasi domanda supplementare ti verrà in mente, sentiti libera di proporla.*

BUONE RIFLESSIONI, BUON ARRICCHIMENTO, BUON DIVERTIMENTO!

Un **TAGLIANDO DI COPPIA è un momento nel quali fare il punto della situazione indipendentemente da come sta andando la relazione. Senza aspettare che sopraggiunga un malessere, un tagliando di coppia serve a prendersi cura della "fiamma" del proprio amore.*
*(Dal libro **AMORI SNODATI** di Chiara Fusi, Odoya Edizioni 2015).*

***È molto probabile che quella persona sia proprio tu! Tu che hai acquistato questo libro e che stai proponendo questa attività* ☺

L'ANGELO-CAMERIERE UNIVERSALE
A COSA PUÒ SERVIRTI QUESTO LIBRO-NON-LIBRO

Immagina di entrare in un ristorante: leggi il menu e scegli cosa mangiare. Arriva il cameriere, prende le ordinazioni e ti porta esattamente quello che hai scelto. Tutto molto semplice.

Ora immagina che esista un meccanismo simile, ma amplificato di 100, 1.000, 1.000.000 di volte: un movimento che vive tra le frequenze invisibili dell'Universo.
I tuoi pensieri dominanti rappresentano i piatti che ordini al cameriere.*
Immagina che tu abbia un Angelo-Cameriere personale che ti ascolta giorno e notte e che trasmette le ordinazioni in tempo reale per farti avere il "cibo" che desideri.
Puntuale come il miglior cameriere del miglior ristorante del mondo, ti arriva solo ciò che hai scelto.

In termini più concreti l'Angelo-Cameriere fa arrivare qualsiasi cosa: una persona nuova nella tua vita, un imprevisto, una gioia improvvisa, una sfida, una delusione, un fallimento...

Lasciami indovinare: la tua reazione ora è più o meno questa:
- "Sì, le cose belle posso averle ordinate io... ma quelle brutte no! Non ha senso! Non ho voluto io quel collega odioso in ufficio, e tanto meno quella caduta che mi ha costretta alle stampelle per tre mesi, per non parlare del maledetto socio che mi ha derubata in azienda... "

Se il tuo istinto è sostenere che sia il cameriere ad aver sbagliato... forse quest'attività di "riflessioni sparse in compagnia" potrà aiutarti a costruire l'anello di congiunzione tra ciò che sei convinta di volere e ciò che ti succede nella realtà.

L'anello di congiunzione è la capacità di connetterti al tuo mondo emozionale e di padroneggiare le emozioni che abiti.

Le attività emotive contribuiscono a creare il tuo pensiero dominante che a sua volta è in grado di fabbricare emozioni.

Un circuito auto-nutriente: la cosiddetta "neurofisiologia delle emozioni", una materia accuratamente esclusa dalla nostra educazione scolastica! Dovrebbe invece essere insegnata già dalle elementari! Invece se ne guardano bene dal mettere bambine e ragazze nelle condizioni di conoscere il proprio potere corporeo, mentale e spirituale!

Infatti è proprio il pensiero dominante che "muove" le energie invisibili, quelle che intercetta il tuo Angelo-Cameriere... e tu puoi imparare a costruirlo coscientemente.

Probabilmente il concetto di "pensiero dominante" lo hai già sentito più volte: corsi di formazione, libri sulla legge di attrazione, sedute di counseling o psicoterapia, seminari di crescita personale, percorsi di spiritualità e tanto altro.
Tutto fantastico! Tutto serve!...
E poi... "repetita juvant", forse lo sai... sono una counselor anche io ☺

Con questo libro-non-libro ti propongo uno strumento sociale per padroneggiare al meglio le ordinazioni che mandi al tuo Angelo-Cameriere personale.

Qual è il primo passo per imparare a "dominare i pensieri dominanti"?
ASCOLTARE, ACCOGLIERE ED ELABORARE IL TUO MONDO EMOZIONALE. LE EMOZIONI NON MENTONO MAI: SONO LA TUA BUSSOLA INTERIORE.

Le emozioni sono vere e proprie fabbriche di ormoni.
Quelle amorevoli (gioia, entusiasmo, gratitudine) fabbricano ormoni della felicità, quelle impegnative (disagio, paura, risentimento) fabbricano ormoni dello stress. Gli ormoni possono rafforzare o indebolire il tuo sistema immunitario, per questo è così importante conoscere da quali emozioni sei irrigata quotidianamente!
Emozioni e biologia sono intrinsecamente connesse.
(Se ti intriga particolarmente questo concetto vai subito alla riflessione 23).

Questo libro-non libro desidera proporti riflessioni per diventare brava ad ascoltare, accogliere, utilizzare al meglio le tue emozioni.

Se riuscirai in questa impresa otterrai un pensiero dominante nutriente e dal buon sapore, che a sua volta ordinerà buon cibo al tuo Angelo-Cameriere!

** per **"pensiero dominante"** si intende un pensiero che permea la tua attenzione ripetutamente, intensamente, insistentemente. A volte non si manifesta con voce nitida e udibile, ma resta un po' sussurrato, un lieve sottofondo, coperto dai dialoghi ordinari della vita quotidiana. Il pensiero dominante può attingere da antichi dialoghi, emozioni dell'infanzia, addirittura da condizionamenti culturali e sociali (tipo "matrix"… hai presente?) Non sempre si è consapevoli della natura emozionale dei pensieri dominanti; serve un udito fino, un ascolto coraggioso e la volontà di scoprire a quale emozione si accompagna.*

1
CONSIGLI

Manteniamoci nell'umiltà di questa consapevolezza: non potremo mai capire al 100% un altro essere umano, nemmeno se è nostro fratello, sorella, figlio, figlia, migliore amica, fidanzata, fidanzato, moglie, marito.
Cosa intendo dire?
Che è meglio ascoltare con empatia e rispetto, piuttosto che dispensare consigli basati sulla propria esperienza.
"Io sono io, tu sei tu" ci ricorda Fritz Perls.

E tu?
Ti infastidisce ricevere consigli non richiesti?
Ti sei mai pentita di aver dato consigli?

2
ATTREZZI DA CUCINA

Leonardo Da Vinci, tra le mille altre cose, è stato anche l'inventore del tovagliolo per pulirsi la bocca a tavola, dello schiaccianoci, del macina pepe e di un attrezzo per fare gli spaghetti.
Questo ci ricorda che anche le menti superiori dedicano del tempo ai piaceri della tavola e a cucinare.
A proposito… Leonardo era vegetariano!

E tu?
Quale attrezzo preferisci usare in cucina?
Ti piace cucinare?
Preferisci cucinare per te o per gli altri?

3

DIRE ADDIO – LASCIAR ANDARE

Oggi è la festa dell'ADDIO!
Puoi dire addio a qualunque persona, cosa, luogo o abitudine che ti appesantisce.
Concediti questo proclama liberatorio:
- Caro, cara " ---------------------- " mi autorizzo a lasciarti andare!
Oggi voglio proprio dirti addio! ADDIO!!!

Proclamalo ad alta voce… Ci sei riuscita?
Come ti senti ora?

4

GRATITUDINE INFINITA

La gratitudine non è dire "GRAZIE" per convenzione sociale.

È uno stato emozionale con una frequenza altissima. Chi vive nella gratitudine attira gesti benevoli, persone amorevoli, luoghi accoglienti.

Ti propongo una pratica: scegli un oggetto a caso che attira la tua attenzione, posizionalo in un posto visibile a tutti. Osservalo e comincia a riflettere sulle infinite connessioni che lo collegano a te e alle persone che hanno lavorato per farlo arrivare proprio qui:

- chi lo ha inventato (ringrazial*), (il gioco è più bello se inventi anche il nome del protagonista e il "dove" è successo)
- chi lo ha realizzato (ringrazial*),
- chi lo ha imballato (ringrazial*),
- chi lo ha consegnato (ringrazial*).
- Quali materiali o risorse energetiche sono state utilizzate per costruirlo; ringrazia tutto e tutti.
- Ti è stato regalato (ringrazia)?
- Te lo sei comprato con i tuoi soldi (ringrazia te stess*)?
- Come li hai guadagnati quei soldi? Quali talenti hai messo in campo per riuscirci? Chi ti ha aiutata a scoprire i tuoi talenti (ringrazial*)?
- E via così, senza limiti… in un susseguirsi di collegamenti infiniti entro i quali scorgere parole di gratitudine infinita!

Fatti aiutare da chi è lì con te, chiedi contributi ed altri spunti di gratitudine. Praticate gratitudine insieme.

5
EMOZIONI PRIMARIE

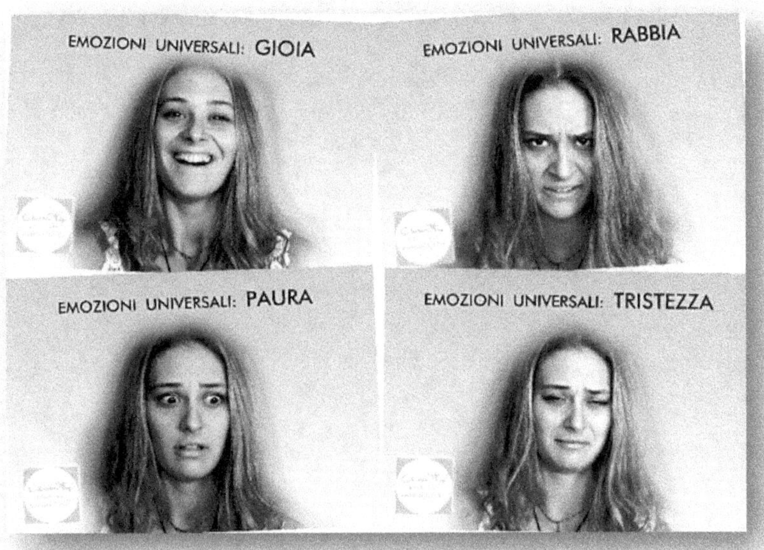

Ecco le quattro emozioni base:
- GIOIA
- RABBIA
- PAURA
- TRISTEZZA

Sono considerate emozioni base perché riconoscibili attraverso le espressioni facciali di tutti gli esseri umani di qualsiasi razza e cultura, ed anche in parecchi mammiferi non umani.

Immagina che il totale delle quattro emozioni sia 100 chili.
Quanto pesa ognuna nella tua vita quotidiana?
Ti piacerebbe alleggerirne qualcuna?

6

ANATOMIA DELLE RELAZIONI

- 19 -

Le relazioni sono (anche) un susseguirsi di CONFLITTI, CONFRONTI, ACCORDI.

Un CONFLITTO si affaccia ad una possibile rottura.
Un CONFRONTO prevede conoscere il proprio valore e quello altrui.
Un ACCORDO richiede comprensione e dialogo propositivo.

E tu?
In quale di queste tre azioni ti senti più brava?
Gestire i conflitti, proporre confronti o stipulare accordi?

7

PADRI-FIGLI-MADRI-FIGLIE

- 21 -

Ecco un dialogo che mi ha molto colpito, tratto dalla terza stagione della celebre serie TV spagnola "La Casa di Carta".

Bogotà dice a Denver:
"Se vuoi essere un buon padre devi continuare a fare ciò che facevi prima, altrimenti finiresti per odiare tuo figlio e così non saresti un buon padre".

Quali emozioni suscitano in te questa frase?
(EMOZIONI, NON OPINIONI!)

8
"LA LIBERTÀ È UNA TERRA SENZA SENTIERI".

Dice Krishnamurti:
- "Fino a quando la libertà è considerata
"esseri liberi DA… "
oppure
"esseri liberi DI… "
non si è veramente liberi".

Quindi che cos'è la libertà?

Prova a pronunciare questa frase:

"Non mi sento libera di…………………………………………… "
(senza pensare troppo, dì la prima cosa che ti viene in mente).

Come ti senti?

9
MASCHI E FEMMINE
- 25 -

Nascono più maschi che femmine, ma al mondo ci sono più donne che uomini… come mai?

Inventa una motivazione che NON sia logica, né scientifica, né sensata…

Gioca, divertiti, concediti un po' di leggerezza!

10
ESSERE SE STESSI...

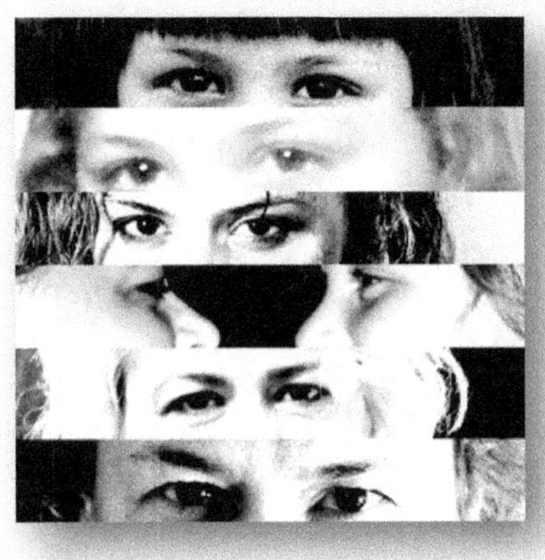

"SII TE STESSA"... Quante volte hai sentito questa frase?

Ma di quale "me stessa" stiamo parlando? Io non sono "una", io sono una MOLTITUDINE!

Quante infinite sfaccettature di me porto nel mondo che abito? Io sono la figlia dei miei genitori e la sorella di mia sorella o di mio fratello. Io sono la mamma dei miei figli, sono "tutto" per il mio cane o il mio gatto. Sono la titolare della mia azienda, oppure la dipendente, la professionista, l'artigiana, l'artista con cui mi guadagno da vivere. Poi sono anche i miei sogni e le mie passioni, i miei talenti e le mie trasgressioni. Sono spaventata al pensiero di perdere le persone che amo, sono commossa al cospetto di un albero secolare... Quindi di quale me stessa stiamo parlando?

E tu?

Quali parti di te stessa conosci molto bene?

Credi che esistano "porzioni" di te stessa che non hai ancora scoperto?

Chi ti potrebbe aiutare a conoscerle?

11

POSTURE INUSUALI

Chiunque può aprire bocca e dire cose insulse e superficiali. In qualunque luogo si sentono persone chiacchierare di banalità, luoghi comuni o gossip.
Ma prova ad alzarti in un luogo pubblico e sgranchirti le gambe con un movimento strambo, un passo di danza o inspirare a pieni polmoni ed espirare con un sonoro "aaahhhh!!!!"... e subito verrai guardata male, compatita o giudicata.

Chissà come mai si tollerano frasi balorde ma non movimenti stravaganti...

A te è capitato?
Prova a fare tu un movimento strano ora... vediamo cosa succede?

12
FERALCATS

- 31 -

I FERALCATS sono ex-gatti domestici tornati quasi alle origini di gatti selvatici; vivono in colonie autonome e autosufficienti.

Pensa se succedesse anche a noi esseri umani…

In quale parte del mondo ti piacerebbe ricominciare a vivere selvaggiamente?
E con chi?

13

*L'ERA POST-MONOGAMIA**

- 33 -

Anno 2073, stai vivendo in una società rinata.

Visto il conclamato fallimento della "tradizionale coppia monogama" (tradimenti, separazioni, divorzi, bambini sballottati e usati per ripicche personali) le nuove normative istituiscono che i matrimoni devono essere delle piccole comunità formate da almeno sette persone.
Questi matrimoni comunitari durano solamente tre anni, alla fine dei quali si possono rinnovare o modificare.
Dunque se vuoi "sposarti" devi scegliere sei persone affini a te, tra maschi e femmine, senza necessariamente sentirti obbligata a praticare il sesso con tutti. Sarete voi a decidere quali ruoli e scambi di amore e stima scorreranno tra voi…

E tu?
Elenca le sei persone che sceglieresti per costruire il tuo primo matrimonio comunitario.

** Ringrazio Jacques Attali, dal libro "AMORI – storia del rapporto uomo-donna" per lo spunto di questa riflessione.*

14
ROMPERE UNO SCHEMA

"Non è che Fosbury* ha chiesto a tutti di alzarsi e spostare lo stadio perché lui doveva girarsi davanti all'asticella... " dice Nicola Donti.

Ti è mai capitato di essere rimproverato per aver osato rompere uno schema? Una tradizione di famiglia (ad esempio a Natale), una consuetudine tra amici, una routine quotidiana... Forse le cose potrebbero anche migliorare...

Ti va di raccontare qualcosa?

FONTE WIKIPEDIA:

*Lo **stile Fosbury,** o semplicemente **Fosbury,** è una tecnica utilizzata nel salto in alto, che si differenzia dalle precedenti per il fatto che l'atleta esegue il salto con la schiena rivolta verso l'asticella.*

La caratteristica principale è che il centro di massa rimane sotto l'asticella, per cui lo sforzo è minore rispetto allo scavalcamento ventrale. Tale risultato si ottiene grazie a una rincorsa con traiettoria curvilinea, che ha la capacità di ottenere nel momento dello stacco, eseguito volgendo il dorso all'asta, una combinazione di energia centrifuga ed elevazione in un movimento che risulta obliquo all'ostacolo, rispetto al classico scavalcamento verticale ad angolo quasi retto.

La tecnica fu inventata da Dick Fosbury, che vinse la medaglia d'oro ai Giochi olimpici di Città del Messico 1968. In realtà essa fu utilizzata anche da alcuni atleti negli anni precedenti (su tutti la primatista canadese Debbie Brill, che cominciò ad usare questo tipo di salto nel 1966 a 13 anni), ma senza successi di rilievo. Fu solo grazie ai successi di Fosbury che la tecnica ha avuto grande seguito ed è oggi praticamente l'unica utilizzata a livello agonistico.

Prima dell'introduzione del Fosbury, gli atleti adottavano la tecnica dello scavalcamento ventrale.

15

BENI IMMATERIALI

- 37 -

Esistono beni immateriali che hanno più valore dei beni materiali.

Sto parlando ad esempio delle relazioni umane.
Non esiste un negozio dove poter comprare "30 anni di relazione senti-mentale idilliaca", oppure "un chilometro di amicizia profonda" e nem-meno "un chilo di empatia"...

Qual è il tuo bene immateriale/relazionale più prezioso?
Quanto potrebbe valere?

16

LA TUA ANTI-TE

- 39 -

Qualcuno sostiene che esistono Universi Paralleli: stesse galassie, pianeti, stelle, alberi, montagne, mari, persone ... Quindi anche un'altra "TE" che vive la sua vita esattamente uguale a quella che stai vivendo ora.

E se esistesse anche un UNIVERSO CONTRARIO dove al posto tuo c'è una "ANTI-TE"... una persona diametralmente opposta che vive una vita contraria a quella che stai vivendo qui?

Descrivila per bene: come sarebbe?
Dove vivrebbe?
Cosa farebbe la tua ANTI-TE?

17

UN MONDO SENZA DELEGHE

Immagina che da domani non si possa più delegare nessuno per costruire al posto tuo ciò che ti serve, in qualsiasi ambito.

Ad esempio, se vuoi viaggiare ti devi arrangiare. O sai fabbricarti una moto, una bicicletta, un monopattino… oppure devi andare a piedi.

Lo stesso per vivere in una casa. Che tipo di dimora saresti in grado di costruirti da sola? Con quali materiali?

Idem per il cibo. Sai coltivare cereali, piantare verdure o alberi da frutto?

E per chi mangia gli animali? Sapresti allevare, ma poi uccidere un animale con le tue mani?

Insomma… Come te la caveresti in un mondo senza deleghe?

18

MATERIE SCOLASTICHE DELLA TUA SCUOLA IDEALE

Ecco le prime cinque materie "scolastiche" della mia scuola ideale:

1. Come esprimere al meglio le proprie emozioni e i propri senti-menti;
2. L'arte di accarezzare, abbracciare, coccolare, baciare;
3. Cosa sono gli "anelli di empatia" e come espanderli;
4. Storia dell'amore e delle relazioni sentimentali;
5. Come individuare e sviluppare i propri talenti.

E tu?
Quali materie introdurresti nella tua scuola ideale?

19
CREATIVITÀ PER I POSTUMI

- 45 -

Scegli uno o più oggetti che possano rappresentarti al meglio quando non ci sarai più.

Questo esercizio serve a riflettere su quella che sarà "l'impronta" del tuo passaggio su questo pianeta.

Cosa hai creato tu, proprio tu, qualcosa che senza di te non esisterebbe?
N.B: i figli non valgono.

Cosa rimarrà di te quando il tuo corpo fisico non ci sarà più?

20
COMPLIMENTI

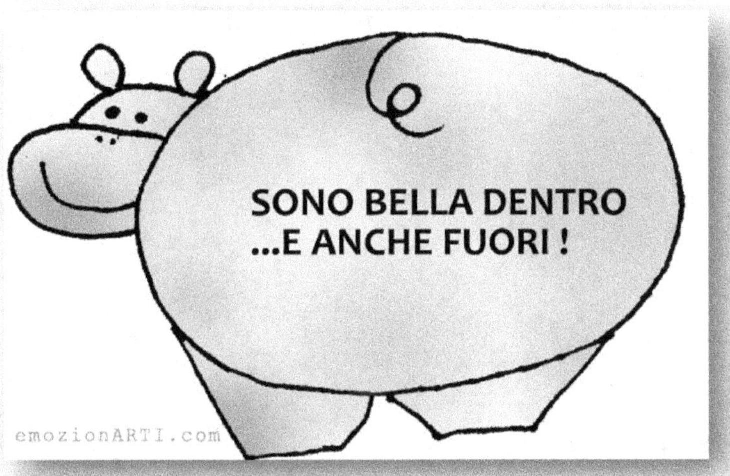

Se hai meno di 35 anni: qual è il complimento più bello che hai ricevuto negli ultimi 10 anni?
Se hai più di 35 anni: qual è il complimento più bello che hai ricevuto negli ultimi 20 anni?
Ti va di raccontarlo?

Hai voglia di mandare un ringraziamento, adesso, alla persona che te lo ha fatto e di raccontarle perchè ne sei rimasta così positivamente colpita?
Se invece non ne hai voglia… ti va di raccontare come mai?

21

IL FILM DELLE TUA VITA

Quali potrebbero essere gli episodi salienti del film della tua vita?

- ♥ Le fatiche dell'infanzia?
- ♥ I fallimenti superati ?
- ♥ I successi raggiunti?
- ♥ Le tue idee geniali?
- ♥ Le tue relazioni rilevanti?
- ♥ Cos'altro… ?

Chi troverebbe interessante il film della tua vita?
Chi potrebbe ispirarsi alle tue gesta?

22
FARE LA PRIMA MOSSA

Il mondo è pieno di gente sola perché teme di fare il primo passo, resta sempre in attesa di essere notata, scelta, contattata, cercata…
È capitato anche a te, oppure sei tuttora così?

Hai mai riflettuto su quale potrebbe essere la causa che ti frena nel "fare la prima mossa"? Forse sei stata influenzata dall'educazione, dalla cultura, dalla religione?

Se invece sei la regina della proattività e della propositività, raccontaci il tuo "segreto"!

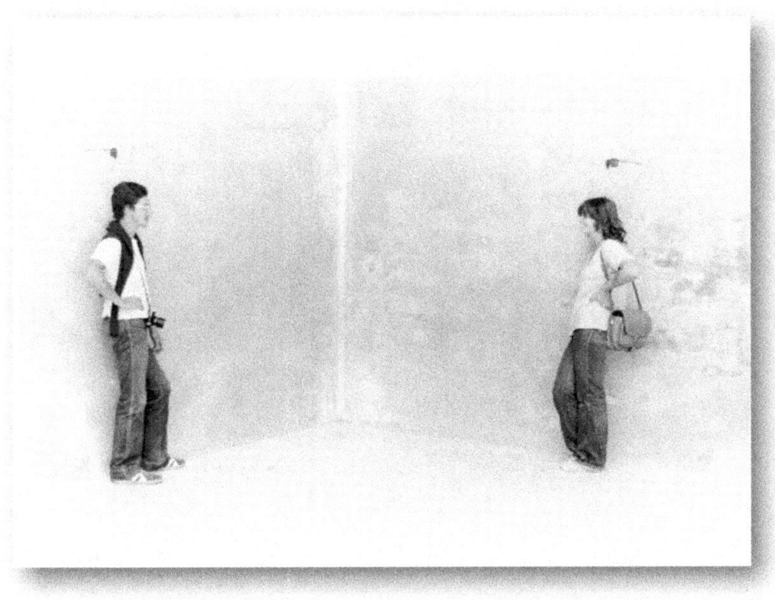

23
LA FABBRICA NERA E LA FABBRICA BIANCA

Le emozioni sono anche chiamate "la farmacia dell'anima".

Le emozioni, proprio come il cibo, sono in grado di costruire la chimica del tuo corpo.

Immagina di avere dentro il tuo corpo due fabbriche: una nera e una bianca.

Quella nera costruisce ormoni (ad es. cortisolo, noradrenalina) che ostacolano la tua capacità di difenderti dalle aggressioni esterne (virus, batteri e via dicendo). La fabbrica nera viene alimentata dal cibo spazzatura, ma anche dalla paura, dal risentimento, dalla rabbia, dall'autocommiserazione.

La fabbrica bianca invece produce ormoni (ad es. endorfine, dopamina, serotonina, ossitocina, endocannabinoidi) in grado di fortificare le difese immunitarie. Per la fabbrica bianca ci vogliono cibi freschi e vivi (soprattutto frutta e verdura), ma anche allegria, gioia, leggerezza, gratitudine, amorevolezza.

E tu?

Sommando cibo ed emozioni, cosa stai fabbricando in questo periodo della tua vita?

24

SPOSARSI

- 55 -

Lo sapevi che non si "sposa" una sola persona, ma si sposano anche le sue origini e il suo passato?

Entrare in intimità con un altro essere umano significa accogliere anche tutto ciò che ha contribuito a "costruire" quella persona; è un po' come sposare anche sua madre e suo padre, i suoi fratelli e le sue sorelle; ma anche l'educazione che ha ricevuto, il credo religioso, i valori…
Addirittura i suoi antenati…

E tu?
Che tipo di esperienze hai avuto riguardo questo tema?
È stato semplice o faticoso "sposarti" con tante "entità" contemporaneamente?

25
LE NOVE INTELLIGENZE UMANE

Le intelligenze umane sono tante; ne cito solo nove: cinque sono intelligenze di **AZIONE**, quattro sono intelligenze **EMOTIVE**.

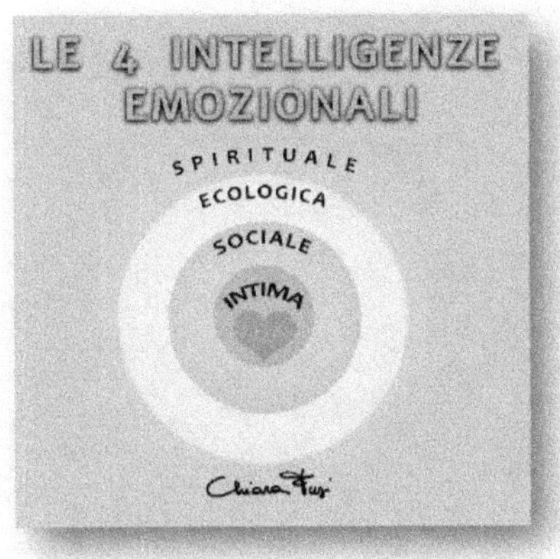

INTELLIGENZE DI AZIONE: 1) logico-matematica, 2) verbale, 3) musicale, 4) corporea, 5) artistico/spaziale.

INTELLIGENZE EMOTIVE:
1) intima, 2) sociale, 3) ecologica, 4) spirituale.

1) L'intelligenza intima risponde alla domanda: QUALI EMOZIONI STO PROVANDO IO?

2) L'intelligenza sociale risponde alla domanda: QUALI EMOZIONI STAI PROVANDO TU?

3) L'intelligenza ecologica si domanda COSA PROVANO TUTTI GLI ESSERI SENZIENTI che condividono con te questo pianeta: animali, mondo vegetale, elementi della natura, acqua, aria.

4) L'intelligenza spirituale è un po' la somma di tutte le altre, con in più la capacità di mettere in atto una "INCLUSIONE SEMPRE MAGGIORE"*. Si tratta di riuscire a scorgere un infinito campo di amore e conoscenza cosmica, riuscire a percepire anche ciò che non si vede, essere connessi a qualcosa di più grande…

E tu?
Quale intelligenza, o quali intelligenze senti di possedere?
Quale, quali vorresti incentivare?

* Robin Norwood – Donne che amano troppo - postfazione

26
EPIGENETICA PER TUTTI

Qual è la differenza tra un'ape e un'ape regina, da un punto di vista genetico?
Nessuna!

Quello che fa la differenza è la qualità del cibo di cui l'ape si nutre, in-fatti l'ape regina è grande almeno il doppio di un'operaia.
Ecco spiegata, in breve-breve-breve, che cos'è l'EPIGENETICA.

Si è scoperto che i nostri geni sono come i tasti di un pianoforte: se nessuno li suona sono "muti". L'ambiente che avvolge i geni (quindi l'habitat) è invece in grado di "suonare" i mattoncini del nostro DNA, addirittura di cambiarli.

Dunque sono di primaria importanza gli STIMOLI che si ricevono e i NUTRIMENTI che si scelgono.

E tu?
Quale pratica epigenetica hai scelto per te stessa: operaia o regina?

27

CONNESSIONI IN RISONANZA

Emilio Del Giudice (fisico italiano 1940-2014) dice: la FISICA QUANTISTICA è la "SCIENZA DELLE RELAZIONI".

Nella fisica quantistica nessun oggetto può essere considerato ISOLATO. Ciò che si può osservare e studiare è L'INSIEME DELLE RELAZIONI CHE LEGANO GLI "OGGETTI/SOGGETTI" TRA LORO ATTRAVERSO FLUTTUAZIONI.

Anche noi umani siamo legati a questa legge universale. Tutto è collegato con tutto e tutti.

E tu?
Che si tratti di persone, luoghi, colori, esperienze... con chi/cosa ti senti realmente in "risonanza"?
Con chi/cosa invece non vorresti avere a che fare?

28
ALBERO

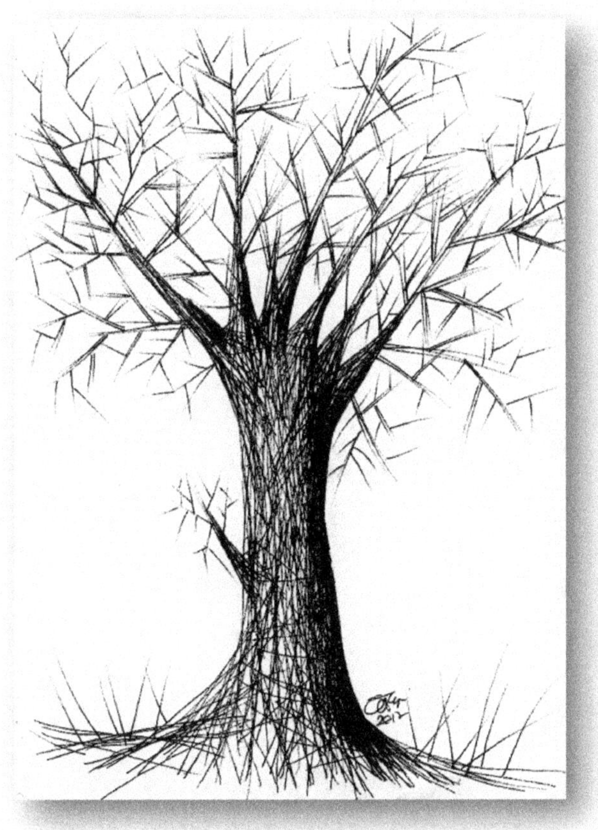

Puoi essere un albero per un anno.
Quale scegli?
Dove vuoi vivere?
Cosa ti immagini di scoprire di nuovo e di bello nell'essere un albero?

29

CALLIGRAMMI AMOREVOLI

Se un'immagine vale più di 1000 parole… immagina quanto vale una parola colma di immagini, o un immagine con tante parole!
Queste ultime si chiamano CALLIGRAMMI: sono disegni realizzati con le parole.

E tu hai mai realizzato un calligramma?
Quale immagine/parola ti rappresenta al meglio in questo momento della tua vita?

Prova a disegnarne uno adesso, subito!

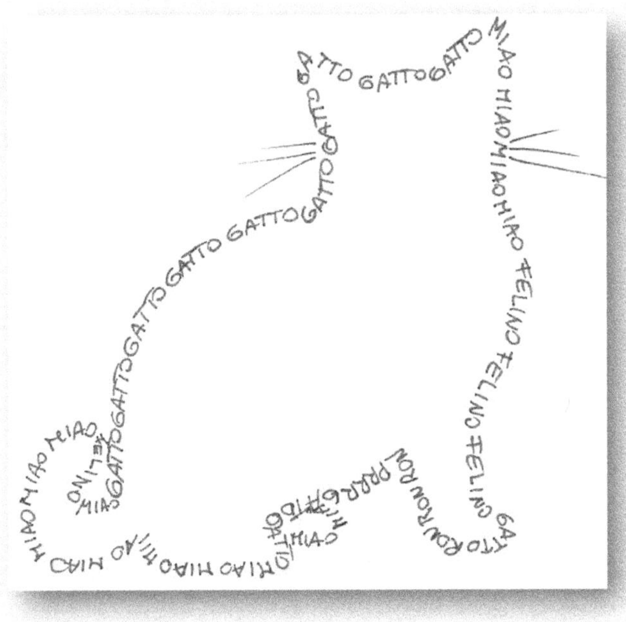

30

IL CUORE CHE UNISCE

Il cuore produce un campo elettrico 100 volte superiore a quello del cervello.

Il cuore produce un campo magnetico 5.000 volte superiore a quello del cervello.

Il cuore dunque è un "organo connettore" molto più potente del cervello.

Tra umani ci si connette molto di più attraverso il "sentire" (il cuore), che attraverso il ragionamento (cervello).

Ti è mai capitato di sentirti fatalmente attratta da una persona senza comprenderne il perché? Probabilmente è scattata una comunicazione vibrazionale, silenziosa ed invisibile tra i vostri cuori.

Racconta di quella volta che hai provato interesse per una persona senza un perché "logico"…

31
LA SALUTE

La salute è qualcosa che crei giorno dopo giorno a seconda:

1. del cibo che scegli
2. dell'attività che pratichi
3. dell'ambiente in cui vivi
4. delle emozioni che abiti
5. e soprattutto dell'immagine che hai di te stessa.

Quale di queste cinque attività ti riesce meglio?
Ti consideri una persona "in salute"?

32

MEDICINA PER SCHIAVI E PER UOMINI LIBERI

Platone disse più o meno queste parole:

"La medicina degli schiavi si concentra sul sintomo per permettere loro di tornare a lavorare il più presto possibile. La medicina degli uomini liberi cerca di capire il sintomo, che rappresenta un preciso messaggio del corpo che esprime un disagio. Bisogna andare alla base del disagio che ha causato il sintomo perché avvenga la guarigione".

E tu?
Percepisci il disagio dietro al sintomo?
Sai collegarlo?
Vuoi fare un esempio?

33
IL POTERE DELLE DECISIONI

Per la fisica quantistica tutto è contemporaneamente particella e onda.

Se la osservi diventa una particella; quando non la osservi è come un'onda di infinite possibilità.

Concetto non semplice da assimilare, meravigliosamente rappresentato nella penultima scena del film INTERSTELLAR.

(Meraviglioso! Ti consiglio vivamente di vederlo)!

Ogni volta che prendi una decisione hai creato una particella della tua nuova realtà, e da lì puoi partire o ripartire.

Viceversa, senza decidere, resti nelle fluttuazioni del "tutto è possibile" senza creare niente di tuo.

E tu?

C'è qualche ambito della tua vita che è fluttuante e caotico ora?

Di solito, cosa ti impedisce di scegliere?

34
LA FINE DI UNA RELAZIONE SENTIMENTALE
- 75 -

Si dice che la fine di una relazione sentimentale si innesca quando si passano un paio di ore al giorno a battibeccare per ragioni futili, per un periodo di tempo che supera i sei mesi… troppo semplice come affermazione, non trovi?

Cosa c'è realmente dietro a un "semplice" battibecco?
Ricordi quando e come una tua relazione sentimentale ha cominciato a dare segni di cedimento… te ne sei accorta? Ti va di raccontare?

35
AUTOPRODUZIONE

Io produco me stessa ogni giorno.
Hai qualche malessere? Mal di schiena, un eczema alla pelle, difficoltà a digerire…

Prova a dichiarare ora ad alta voce:
- "SONO IO CHE IL PRODUCO………………………………………..
(il mio mal di schiena, il mio eczema) QUINDI………………………"

Come ti senti dichiarando questa frase?
La senti profondamente stupida e sbagliata, oppure dentro di te stanno emergendo delle risposte (per quanto assurde ti sembrino) e ne sei incuriosita… ?

Vuoi provare ad ascoltarle?

36
QUAL È IL TUO DAIMON?

Il daimon si rifà al mito di Er di Platone, e lo psicoanalista e saggista James Hillman lo descrive come la creatura divina che ci guida nel compimento di quel disegno che la nostra anima si è scelta prima di nascere e di cui ci dimentichiamo al momento in cui veniamo al mondo.

Qual è la tua missione su questo pianeta, in questo sistema solare, in questa Galassia, nell'intero Universo?

Qual è lo scopo per il quale TU sei qui oggi?

37
DIFETTI

Si dice che l'amore vero comincia quando ci si abitua ai difetti dell'altro/dell'altra…

Elenca i difetti del tuo partner (o dell'ultim* partner che hai avuto) ai quali ti sei abituata usando questa formula:
- "Caro Mario, quando mangi e sbatti la bocca proprio non mi piaci… ma ti amo lo stesso"!
Prosegui elencando tutti i difetti che ti vengono in mente.

Forse oltre ad abituartici, ora i suoi difetti ti fanno tenerezza, o addirittura ti sei innamorata dei suoi difetti… ?

38
MANUALITÀ

Cucinare, riordinare, piantare un chiodo, scrivere, lavorare, impastare, disegnare, tagliare…

Anche la manualità può essere frettolosa, frenetica, nervosa, ansiogena
      oppure
pacata, tranquilla, quieta, decisa, sicura.

Ti piace svolgere lavori manuali? Che sensazioni provi?
Vorresti rallentare/accelerare oppure sei a tuo agio così?

39
ABBRACCI

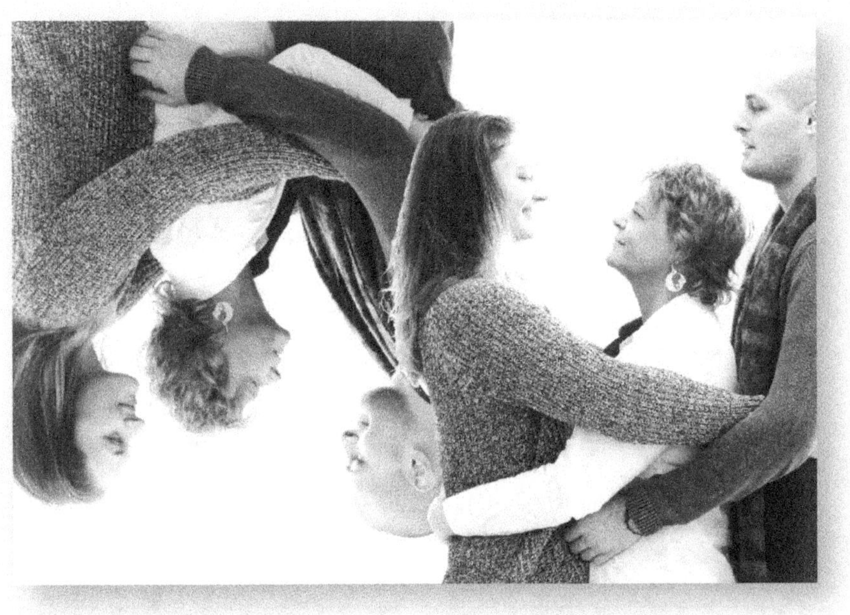

Lo sapevi che dopo soli venti secondi di un abbraccio amorevole i corpi cominciano a fabbricare endorfine, gli ormoni della felicità?

Esistono tanti tipi di abbracci: di fronte, di lato, di spalle, in piedi, seduta, sdraiata. Abbracci lunghi e nutrienti, brevi e imbarazzati, goffi e asimmetrici…

E tu?
Quante volte al giorno ti concedi un abbraccio foriero di endorfine?
Racconta uno degli abbracci più belli della tua vita!
E ora… Abbraccia qualcuno, subito!

Foto: Dario Donà

40
INTELLIGENZA EMOZIONALE
- 87 -

L'intelligenza emotiva è la capacità di comprendere il proprio e l'altrui mondo emozionale. Per riuscirci serve accoglienza, osservazione, non giudizio.

Siamo stati educati a dividere ciò che è bene da ciò che è male: la rabbia è male, la gioia è bene. La tristezza è male, l'affetto è bene... e via dicendo. Questo atteggiamento non aiuta la comprensione del linguaggio emozionale perché le emozioni non sbagliano mai!
Quando vengono ignorate, le emozioni restano acquattate nel corpo. Purtroppo a volte si trasformano in malattie...
Ogni emozione, anche la più impegnativa, ti sta comunicando qualcosa di importante.

E tu?
Ti capita di dividere le tue emozioni in giuste e sbagliate?
Ti va di raccontare qualche esperienza in merito?

41
COME SONO ARRIVATA QUI?

Ti sei mai fatta questa domanda: come ci sono arrivata qui, ora?

Ad esempio, ora che stai leggendo queste righe… Sei sola? Sei in compagnia? Come sei arrivata a questo testo? Sei in un parco, sei al chiuso, sei su un mezzo di trasporto? Stai sfogliando distrattamente o leggendo con intensità le mie proposte di riflessione?
Racconta a ritroso le congiunzioni uniche che ti hanno portata qui, ora.

Nel film "IL CURIOSO CASO DI BENJAMIN BUTTON" c'è una scena meravigliosa di questa cronologia a ritroso in grado di evocare struggenti riflessioni in tema.

42

LA VASCA IDROMASSAGGIO

Immagina una bella vasca idromassaggio… è completamente a tua disposizione per una giornata intera, per domani.

La puoi avere come preferisci: singola, doppia, grande, grandissima; all'interno di un locale arredato come vuoi tu, oppure all'esterno, immersa in un paesaggio a tuo gusto.

Come organizzi la giornata di domani?
Dove sarà la tua vasca idromassaggio?
Te la godi tutta sola, o chiami qualcuno? Chi?

43

AUTOCOMMISERAZIONE

L'AUTOCOMMISERAZIONE è stata misurata in termini di frequenze e pare che sia l'emozione più inutile e dannosa che possiamo sperimentare.

Questa emozione è un concentrato, in percentuali variabili, di vittimismo, rassegnazione, paura, rimpianto, rimorso, invidia, rabbia, astio, manipolazione...

L'autocommiserazione fabbrica solo ormoni malevoli, come il cortisolo, che abbassano le tue difese immunitarie, portandoti inesorabilmente a stare sempre peggio, sia moralmente che fisicamente...

E tu?
Ogni quanto ti capita di autocommiserarti?

44
GATTI, CREATURE SUPERIORI

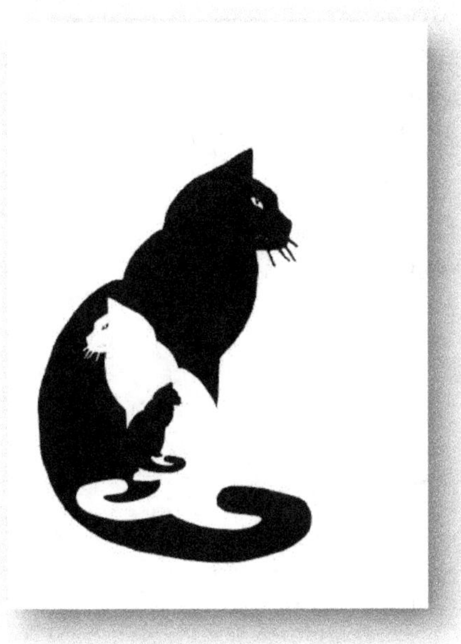

"Quarantaquattro gatti in fila per sei col resto di due… ".

Questa riflessione è dedicata al gatto, creatura superiore e guaritrice dell'anima.

Il gatto non ha bisogno di ubbidire, sa sempre che cosa vuole e fa di tutto per ottenerlo. Non subisce imposizioni. Sa ascoltare in tempo reale i bisogni del suo corpo e agisce di conseguenza.

Il gatto osserva, esplora, ispeziona, poi decide.
È curioso, ma prudente. È affettuoso, ma riservato. È autosufficiente, è pulito, non deve fare il bagno. È dignitoso e sagace; è armonioso, snodato, vigoroso, sinuoso. È bellissimo.

Dì la verità…

Quanto ti piacerebbe avere tutte queste strabilianti doti feline?

Se potessi possederne solo tre, quale sceglieresti?
1. Indipendenza
2. Curiosità
3. Prudenza
4. Affettuosità
5. Riservatezza
6. Dignità
7. Bellezza

(o altro che non è elencato qui)

45

MERAVIGLIARSI!!!

Non basta dare un nome a qualcosa per capirla... anzi, spesso "etichettare" è un impedimento al miracolo della bellezza e della meraviglia.
Aver dato un nome ad ogni cosa ci ha permesso di comunicare meglio tra umani, ma al contempo ha smorzato la nostra capacità di sorprenderci.
Se guardo un airone e dico: "quello è un airone", magari mi perdo l'eleganza del suo volo, dimentico che lui sa volare ed io no, non colgo la grazia delle sue ali armoniose...

Quali nomi vorresti dimenticare per riappropriarti dell'originale meraviglia della natura?
Provaci ora: scegli qualcosa che ti piace molto senza chiamarla per nome, ma descrivendone nei dettagli la bellezza!

Ringrazio Pier Giorgio Caselli per questa riflessione

46

DIPENDENZE CHE FANNO BENE, DIPENDENZE CHE FANNO MALE

Ci sono sostanze che creano DIPENDENZA.

Le più conosciute sono le TOSSICO-DIPENDENZE: alcol, fumo, droghe, zuccheri, shopping, gioco d'azzardo e via dicendo.

Meno noto è il fatto che esistono anche SALUBRI-DIPENDENZE da sostanze benevole e salutari.

Alcuni esempi di salubri dipendenze: la verdura cruda, la frutta fresca, le passeggiate all'aria aperta, lo sport moderato, la gentilezza, l'allegria, la gratitudine, gli abbracci…

La differenza tra un semplice bisogno e una dipendenza è questa: se non soddisfi la tua dipendenza stai male, proprio male! Non importa quale sia la sostanza che ti manca. Il corpo ricerca ciò di cui è composto!

Sei tu che crei le sostanze di cui essere dipendente.

Racconta quali sono le tue…

47
DIPENDENZA EMOZIONALE

Ci illudiamo di essere naturalmente attratti da emozioni benevole: libertà, armonia, affetto, serenità, allegria.
Purtroppo non è così.
Inconsciamente ricerchiamo le emozioni più frequentate negli anni, le quali spesso sono indotte da altre persone, dall'educazione, dalla cultura o dalle religioni.

Tendiamo a ricreare quel clima emotivo che abbiamo respirato "a nostra insaputa", compresi genitori anaffettivi o violenti, ambienti malfamati o punitivi, privazioni, mortificazioni, umiliazioni.
Prova ad andare oltre la logica spiccia, quella che ti fa dichiarare: "beh… ma è ovvio che voglio stare bene!" e osservati…

Ci sono dei comportamenti, delle dinamiche spiacevoli che tendi a ripetere?
Avevi mai pensato che anche le emozioni dolorose possono creare una specie di "dipendenza"?
Ti viene in mente qualcosa in merito?

48

IL SESSO DEI BONOBO

La nostra specie, come tutti i mammiferi si riproduce attraverso la sessualità.

Gli esseri umani però, a differenza di quasi tutti gli altri mammiferi, non si accoppiano solo per procreare, ma praticano il sesso anche per procurarsi piacere, per sancire un'unione, o come crescita spirituale attraverso l'antica "filosofia" del Tantra.

Solo le scimmie bonobo usano il sesso anche per evitare i conflitti sociali: ad esempio se si innervosiscono per dividersi il cibo, prima fanno sesso, poi trovano una soluzione pacifica e alla fine mangiano tutti, soddisfatti e rilassati.

Prendendo spunto dalla saggezza dei bonobo... per cos'altro ti piacerebbe "usare" la sessualità nella tua vita personale e sociale?

49
CHI È FELICE NON FA CRESCERE IL P.I.L.
(Prodotto Interno Lordo*)

Chi è sano "esce" dal sistema e NON FA CRESCERE IL PIL!

Se di colpo tutti fossero sani e felici l'intero sistema economico mondiale crollerebbe. (Non ci credi? Informati personalmente su questo paradosso, poi mi dirai…)

Se non consumi cibo industriale, se ti muovi soprattutto con la bicicletta, se il sabato e la domenica vai nei boschi e non al centro commerciale, se non ti ammali… diventi una creatura "improduttiva" per questo sistema.

Ci avevi mai pensato?

E tu?

Quanto "produci"?

** FONTE TRECCANI: Il prodotto interno lordo è il valore di tutto quello che produce un paese e rappresenta una grandezza molto importante per valutare lo stato di salute di un'economia, sebbene non comprenda alcuni elementi fondamentali per valutare il livello di benessere.*

50
SUPERPOTERI

Puoi scegliere un superpotere per un'ora, un altro per un giorno, un altro ancora per un mese.

Quali scegli e per fare cosa?

51
CHI VUOLE ELEVARE LA TUA UNICITÀ?

Hai mai incontrato qualcuno che ti ha detto

- "So io cosa è bene per te. Fai quello che ti dico!"?

E qualcuno che ti ha detto:

- "Voglio aiutarti a trovare i tuoi punti di forza, la tua intelligenza, i tuoi talenti così potrai esprimere la tua unicità!" ?

Quante persone/organizzazioni/istituzioni hai incontrato nella tua vita che ti hanno detto la prima frase e quante che ti hanno detto la seconda?

52
L'ALTERNANZA EMOZIONALE

L'alternanza emozionale è la vita stessa.

Nessuna sensazione, emozione dura per sempre. Siamo costantemente irrigati da ruscelli, torrenti, fiumi di emozioni che si intersecano, si dividono, si avvicendano.

Quante volte ti sei sentita animata, ma anche nervosa?

Quante volte hai sperimentato un amore potente, ma al contempo hai sentito forte la paura di perdere la persona amata?

Quante volte malinconia, nostalgia e tenerezza si sono fuse in un unico, dolcissimo ricordo?

E tu?

Sai individuare e lasciar convivere più emozioni dentro di te?

Quali sono gli opposti emozionali che sperimenti più spesso?

- ♥ Odio/amore?
- ♥ Paura/eccitazione?
- ♥ Allegria/malinconia?
- ♥ Senso di colpa/liberazione
- ♥ … Cos'altro?

53
ANIMALE SELVATICI,
ANIMALI DA COMPAGNIA

Ogni volta che vado a camminare in natura e vedo un animale selvatico provo a dirgli: -"Non avere paura… non voglio farti del male! Voglio solo vederti da vicino e accarezzarti… "… ma puntualmente non funziona: scappa di corsa o vola via.

Se i poveri animali non avessero sviluppato un atavico terrore verso gli umani, forse si lascerebbero avvicinare… quali animali selvatici vorresti poter incontrare, accarezzare o accogliere nel tuo giardino?

COMUNICATO STAMPA DELL WWF del giugno 2021:
• Il 70% della biomassa degli uccelli del pianeta è pollame da allevamento. Solo il 30% è costituito da specie selvatiche.
• Il 60% della biomassa dei mammiferi sul pianeta è costituito da bovini e suini da allevamento, il 36% da umani e appena il 4% da mammiferi selvatici.
• Allevamenti intensivi da soli responsabili del 14,5% delle emissioni totali di gas serra e il 40% dei terreni è coltivato per la produzione di mangimi.
• Il 75% delle malattie emergenti è di origine zoonotica.
***Campagna WWF #Food4Future** per ridurre drasticamente il consumo di carne e chiedere maggiore trasparenza di etichette e maggiori regole per allevamenti integrati nel ciclo biologico naturale.*

54
CONTENTEZZA – SCONTENTEZZA

Viviamo tutti un'alternanza di contentezza e scontentezza; questo avvicendamento di stati è naturale. Possiamo però scegliere come percepirli, potenziando al massimo la connessione emozionale sia con il piacere che con il malcontento.

La SCONTENTEZZA può portare al RISENTIMENTO o al VITTIMISMO oppure può essere elevata verso il DESIDERARE, verso la volontà di creare NUOVI MONDI POSSIBILI.

La CONTENTEZZA può essere banalizzata o data per scontata oppure può nutrirsi di SINCERA GRATITUDINE ed essere il ponte per un'amorevole CONDIVISIONE.

E tu?
Racconta qualcosa in merito.

55
ESSERE RIBELLE

- 117 -

Si può esercitare una RIBELLIONE CULTURALE?

Ti sei mai permessa di DISUBBIDIRE a qualcosa che per la maggioranza delle altre persone è "cosa buona e giusta"?

Cosa c'è di profondamente sbagliato per te in questo mondo, e come ti fa stare emozionalmente l'ingiustizia?

56

IL BENE E IL MALE

La FORZA DELLA NATURA è bene o è male?
La natura è la magia di colorati tramonti, genera alberi, fiori e frutti, ma produce anche terremoti, eruzioni vulcaniche, inondazioni, tornado, tsunami, tempeste e siccità.

Nel mondo c'è tutto! Comprese le persone amorevoli e quelle malvagie.

E tu?

Dove volgi il tuo sguardo?
Ti capita più spesso di commentare le brutture del mondo o di decantarne la bellezza?

57
"SIAMO TUTTI ANALFABETI EMOZIONALI"

"Siamo tutti degli analfabeti emotivi!" dice il filosofo Umberto Ga-
limberti.

Come mai a scuola ci fanno studiare le guerre, il numero di morti, le annessioni dei territori conquistati, ma non ci insegnano a esprimere i sentimenti?

Abbiamo per caso imparato ad evitare le guerre studiandole per 8/10/15
anni a scuola? No! Da quando esiste la scuola dell'obbligo non è cam-
biato niente! Anzi…

Dunque perché non concentrarsi sull'insegnare ai bambini l'affetto, la
cura, le carezze, i baci, la comprensione, il dialogo?
E tu?
Chi ti ha aiutata ad alfabetizzare la tua intelligenza emozionale?

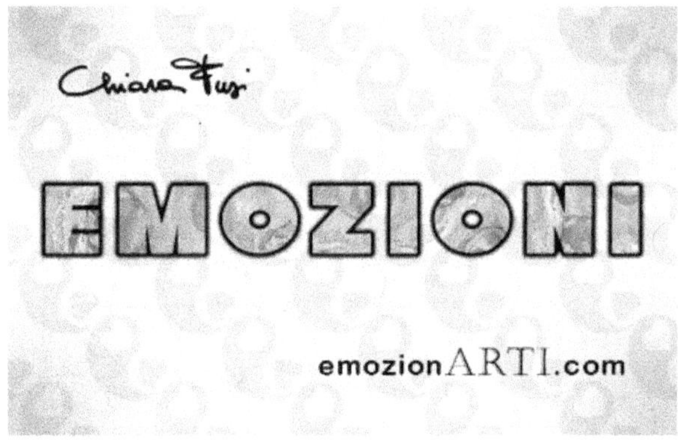

58

CAMBIO DI PROSPETTIVA

- 123 -

Immagino sia rimasta nel cuore anche a te la celeberrima scena del Professor Keating (Robin Williams in "L'attimo fuggente") che esorta gli studenti a guardare le cose da un altro punto di vista PROPRIO quando si è convinti di avere capito tutto.

Acclamare quella scena non basta … cosa ne dici se facciamo un po' di pratica, adesso?
Ad esempio: hai mai provato a chiedere scusa anche quando sei convinta di avere ragione al 100%? Prova ora...

Cos'altro si potrebbe fare di intelligente per "agire" l'insegnamento del professor Keating?

59

UN MONDO MIGLIORE

Che mondo sarebbe se ogni persona, sia dalla più tenera età, si ponesse questa domanda tutte le mattine:

"Cosa posso fare io oggi DI CONCRETO per rendere migliore questo mondo"?

E poi mettesse in atto qualunque idea sia arrivata… Non avremmo un mondo migliore?

E tu?
Cosa puoi fare adesso, ora, con le tue risorse e i tuoi mezzi, per rendere un po' migliore questo affaticato mondo?

60

AMORE EROGATO AMORE PERCEPITO

Parliamo di relazioni sentimentali.

È più importante l'amore erogato, o l'amore percepito?

In diciotto anni di professione come counselor ho compreso che è quasi sempre l'amore percepito il più importante.
Una persona può essere follemente innamorata di un'altra, ma se l'altra ha esigenze che vengono disattese… la relazione vacillerà.
Chi ama tanto vive la frustrazione di non essere compresa; chi riceve, prova comunque un senso di mancanza.

Viceversa, quello che dall'esterno può apparire come un amore "essenziale e poco caloroso", può risultare appagante per chi ha un animo libero e indipendente.

Dunque? Non ci sono persone che amano "bene" e altre che amano "male".

Quello che conta è la MAGIA DELL'INCONTRO.

A te è mai capitata una relazione "asimmetrica" in questo senso?
Com'è andata?

Il grandissimo Woody Allen nel film "Basta che funzioni" ne ha fatta una esilarante liturgia! Se non lo hai visto… Te lo consiglio vivamente!

61
FIDUCIOSAMENTE CONFUSA

- 129 -

Ti senti confusa… stai un giorno intero a riflettere, ma non ne vieni a capo.

Decidi di dare fiducia alla confusione e ne crei ancora di più.

Chiami un taxi.
Dove ti fai portare?
Cosa scopri?

62

ANGOLI A 90°

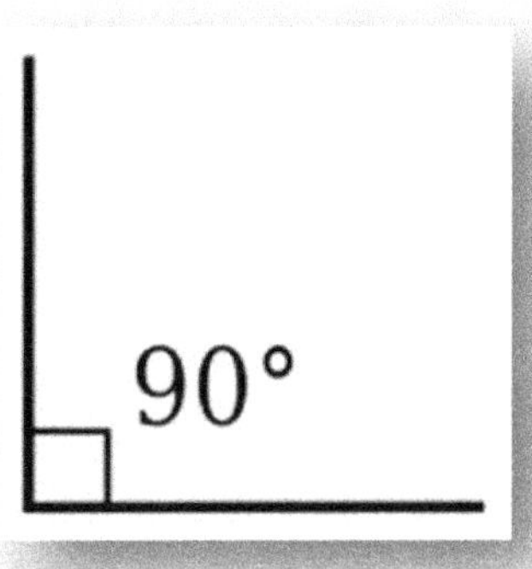

In natura non esistono perfetti angoli a 90°; la geometria della natura è soprattutto caotica, asimmetrica, frattale.

Finestre, stipiti, muri, soffitti, pavimenti, mobili, libri, quadri, schedari, fogli A4, ascensori, scale. Le nostre abitazioni, sia dentro che fuori, sono un concentrato di angoli a 90° e noi li "subiamo" per parecchie ore al giorno. Anche il panorama urbano lo è: case, grattacieli, pali della luce, strade, marciapiedi, scale mobili, mezzi di trasporto, sedili, cancellate e via dicendo.

La nostra anima ha bisogno di staccare da tutti questi innaturali angoli a 90°, ci serve nutrirci dell'imprevedibilità della natura: i rami degli alberi, le forme delle nuvole nel cielo, le foglie frastagliate, i prati spettinati, le onde imprevedibili.

E tu?
Quale visione naturale ti concedi per bilanciale l'abbuffata di angoli a 90°?

Ringrazio per questa riflessione Michele Giovagnoli, alchimista.

63
PAROLE VUOTE E PAROLE PIENE

Ci sono parole vuote e parole piene.

Parole VUOTE:

- Ciao! Come va?
- Bene, grazie, tu?
- Bene, bene, grazie!
- Ciao.
- Ciao.

Parole PIENE:

- "Hei! Ciao Valentina! Che bello rivederti! Cosa mi racconti di te? Ci prendiamo un po' di tempo per stare insieme"?
- "Ma certo! Che piacere averti incontrata Chiara! Cosa stai facendo di nuovo? Raccontami"!
-

E tu?
A chi racconti la tua vita vera?

64

IMPASTARE UNA NUVOLA

- 135 -

Le tue braccia e le tue mani si allungano fino a raggiungere il cielo, ora puoi impastare una nuvola…

Che cosa diventa la nuvola dopo che l'hai impastata con le tue mani? Come la usi, dove la metti?

65

L'INVISIBILE

NON ESISTE SOLO CIÒ CHE SI VEDE.

Lo sappiamo tutti che le onde che trasportano la musica nella radio, le immagini nella televisione, le frequenze per i cellulari sono invisibili, ma ne usufruiamo tutti i giorni.

La mia riflessione sessantacinque vuole però portarti in altri "luoghi" di invisibilità.

Ad esempio la digestione non si vede, tuttavia è fondamentale alla sopravvivenza. Se potessimo osservare l'acido cloridrico dello stomaco mentre scompone il cibo… probabilmente staremmo molto più attenti a cosa mangiamo!

Idem per l'intestino; lo sai che la farina "00", quella super-raffinata, fa appiccicare tra loro i villi intestinali rendendoli inutilizzabili?

(fonte Dottor Franco Berrino).

E tu?

Quante cose invisibili stai ignorando che sono importantissime per la tua vita?

66
IMMAGINA IL TUO FUNERALE...

Il 2 aprile del 2005 muore Papa Wojtyla. Quel giorno ero in formazione alla mia scuola di counseling a Milano (Centro Studi di terapia della Gestalt).

Riccardo Zerbetto, che tiene la lezione, decide di non seguire il programma e ci propone una riflessione profonda sulla morte. Soprattutto ci chiede di riflettere sul fatto che in Italia, oltre alla classica cerimonia in chiesa, non esistono altri "riti di passaggio"... Dunque, che fare? O la funzione con il prete o il nulla?

Ti sembrerà impossibile, ma ne è scaturita la più bella lezione che ho seguito in quattro anni di formazione! Ogni allievo ha raccontato il suo funerale! È stato commovente e divertente: quanta sorprendente creatività!!!

E tu?
Come lo vuoi il tuo funerale?
Vuoi inventare una cerimonia apposta per te?
Racconta come, dove e con chi.

67
RIFLESSIONE DOMINANTE

Hai mai sentito parlare del PENSIERO DOMINANTE? È quel pensiero, spesso monotematico, che staziona nella tua mente per ore, giorni, mesi; a volte perfino per anni.

Quando un pensiero è avvolto da affetto, gratitudine, gioia e meraviglia ci fa un gran bene! (Ricordati sempre le due fabbriche di ormoni, vedi la riflessione 23)

A volte invece capita di rimuginare ossessivamente su questioni spinose che non dipendono più da te, oppure di provare rancore per presunte offese subite.

Mi dirai – "eh!!!… Chiara! Ma è difficile controllare i pensieri".

Vero.

Ti propongo di monitorare i tuoi pensieri usando la metafora del senso del gusto.

Dai un sapore ad ogni pensiero che staziona nella tua mente per più di dieci minuti di seguito; immagina di avere in bocca quel sapore.

È gustoso? Allora è un pensiero che ti fa bene.

È schifoso? Allora come puoi tenerlo in bocca? Via! Fuori!

Un pensiero ossessivo può letteralmente avvelenarti la vita.

E tu?

Hai qualche sapore amaro da addolcire?

68

"COSA POSSO FARE IO"?

"Cosa posso fare io"? In quanti e quali ambiti della tua vita puoi farti questa domanda? Praticamente in tutti!

Sei in un locale che non ti piace, in mezzo a gente che ti mette a disagio… "cosa posso fare io"? (ad esempio andartene)

Svolgi un lavoro che non ti soddisfa… "cosa posso fare io?" (ad esempio intraprendere, anche parallelamente, una serie di azioni per costruirti una nuova professionalità).

E via dicendo.

"Cosa posso fare io?" è una bellissima domanda, una domanda che ti vede protagonista, che stimola risposte intelligenti, che non ti lascia in balia degli eventi.

E tu?

Ti rivolgi questa domanda?

Se non te la sei mai fatta… prova a farlo ora: scegli un tema verso il quale non ti senti propriamente a tuo agio e dillo a voce alta, magari chiedendo aiuto a chi ti ascolta.

69

LO FACCIO PERCHÉ LO VOGLIO FARE

Meraviglioso è quel giorno in cui realizzi che quello che fai, lo fai perché LO VUOI FARE e non

- perché lo devi fare
- perché gli altri si aspettano che tu lo faccia
- per abitudine
- perché te lo ha ordinato il medico
- perché non vuoi restare sola
- per non deludere
- perché ti sentiresti in colpa se non lo facessi
- perché non riesci ad immaginare nessuna alternativa…

E tu?
Quante cose hai fatto nell'ultima settimana che hai DAVVERO-DAV-VERO-DAVVERO VOLUTO FARE?

70
ANELLI DI EMPATIA

Immagina che l'empatia* sia formata da anelli che si allargano come i cerchi concentrici che si formano su uno specchio d'acqua quando lanci un sasso.

Primo cerchio: EMPATIA PER TE STESSA.
Secondo cerchio: EMPATIA PER LE PERSONE CHE AMI
Terzo cerchio: EMPATIA PER LE PERSONE CHE FREQUENTI OGNI GIORNO
Quarto cerchio: EMPATIA PER LE PERSONE CHE NON CONOSCI
Quinto cerchio: EMPATIA PER GLI ESSERI SENZIENTI che condividono con te questo pianeta: gli ANIMALI.
Sesto cerchio: EMPATIA PER TUTTE LE FORME DI VITA: mondo vegetale, materie prime come l'acqua, l'aria, il fuoco, la terra.
Settimo cerchio: EMPATIA PER CIÒ CHE NON SI VEDE A OCCHIO NUDO O CHE NON COMPRENDI, in altre parole EMPATIA PER IL GRANDE MISTERO DELLA VITA.

E tu?
Fino a quale anello di empatia sei concretamente arrivata?

* *"L'empatia è la capacità di "mettersi nei panni dell'altro" percependo, in questo modo, emozioni e pensieri. E' l'abilità di vedere il mondo come lo vedono gli altri, essere non giudicanti, comprendere i sentimenti altrui mantenendoli però distinti dai propri (Morelli e Poli, 2020)"*

71
EGO & CO

L'EGO (non quello comunemente definito come "una eccessiva visione di sé") È LA TOTALITÀ DELLE TUE MEMORIE che, diventate preponderanti nel corso degli anni, finiscono per diventare abbastanza potenti da invadere la tua individualità.

Semplificando: l'ego è "**TUTTO QUELLO CHE SAI GIÀ**".

Purtroppo la maggior parte delle credenze accumulate fin dall'infanzia non ti sono più di alcuna utilità oggi.

L'ego ti seduce con frasi tipo:
-   "Ma dove vai? Ma sei matta? Ma chi te lo fa fare, non rischiare. Stai qui comoda e tranquilla! So io cosa è bene per te. Non esporti, non cambiare, non azzardare!"

Il tuo ego, se non stai attenta, diventerà il padrone di ogni tuo movimento, sempre con l'intento di "farlo per il tuo bene" ... (un po' come certi genitori/istituzioni)

E tu?
Ti accorgi di quante volte ti lasci sedurre dal tuo ego?

Ringrazio per questa riflessione Lise Bourbeau dal libro "Quando il corpo dice di amarti" - Edizioni Amrita

72

MASCHI E FEMMINE

Ogni donna possiede energia maschile (razionale, logica, di azione).
Ogni uomo possiede energia femminile (emozionale, accudente, empatica).

La cultura, soprattutto quella occidentale, tende invece a segmentare ruoli distinti tra donne e uomini, ognuno con specifici "attitudini/doveri" ben incastonati nell'ingranaggio della società.

Anche se non ne siamo pienamente consapevoli, siamo tutti almeno un po' influenzati da questi pregiudizi, li abbiamo ereditati dai nostri avi.

Ad esempio, viviamo in un'era patriarcale da almeno 5000 anni e siamo infarciti dal condizionamento sessista.

L'ideale sarebbe accogliere la complessità energetica insita in ognuno di noi, che tu sia uomo o donna.

Quale energia opposta al tuo sesso di origine sai esprimere con naturalezza?

73

UNO SCATTO DI COSCIENZA

Cosa significa avere uno scatto di coscienza?

È un "CLICK INTERIORE"* che ti porta in un'altra dimensione, che ti conduce verso nuovi valori e quindi verso nuovi bisogni da soddisfare.

È un movimento che sorge all'improvviso, una luce fortissima in una stanza che prima era completamente buia. Di colpo vedi!

È quella cosa che ti fa dire - "Ma come ho fatto a non accorgermi?... È così chiaro! Come ho potuto vivere senza questa consapevolezza prima" ?

E tu?

Quanti e quali scatti di coscienza hai sperimentato fino ad oggi?

Pier Giorgio Caselli – Scuola non scuola

74
IL SUONO DELLE EMOZIONI

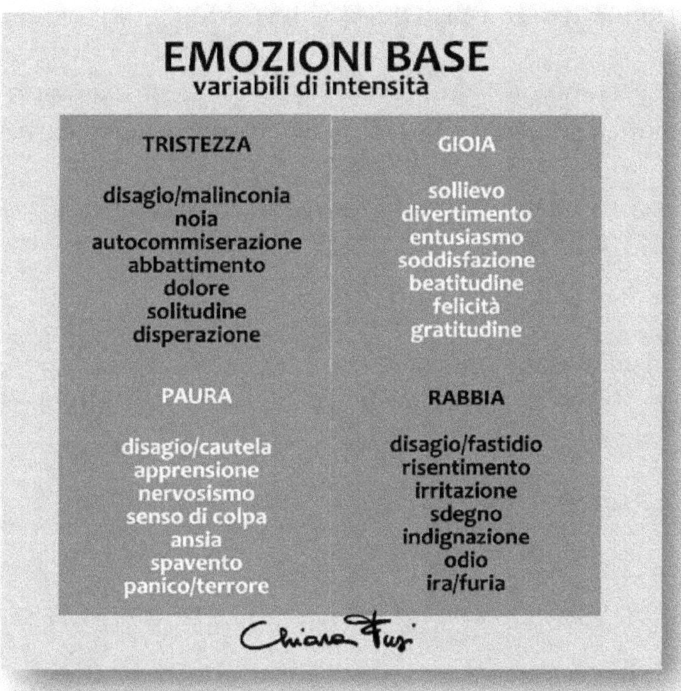

Ogni emozione ha un suo tono di voce: alcune sussurrano, altre comunicano con voce ferma e scandita, altre ancora urlano.

Nel grafico qui sopra puoi notare la progressione dell'intensità delle 4 emozioni principali.

Ad esempio la paura parte con un lieve disagio che ti porta ad essere cauta. Se si intensifica può trasformarsi in nervosismo, spavento, panico e terrore.

Lo stesso accade per la tristezza, la rabbia e la gioia.

È utile, emozionalmente parlando, passare "da zero a cento" senza renderti conto di cosa ti sta succedendo? Direi di no…

Ecco che ci vengono in aiuto LORO, le regine indiscusse delle EMOZIONI SUSSURRATE: DISAGIO E SOLLIEVO.

Entrambe sono preziosi indicatori che "qualcosa si sta muovendo". Sì… ma verso dove ti stai muovendo? Verso il malessere o verso il benessere?

Ovunque vai, qualunque cosa fai, il primo bivio emozionale è questo:
o provi DISAGIO o senti SOLLIEVO.

E tu?
Possiedi un udito emozionale fino?
O spesso ti ritrovi "di colpo" immerso in emozioni travolgenti che non riesci a gestire?

75

TUTTO CAMBIA
TRANNE IL FATTO CHE TUTTO CAMBI.
QUELLO NON CAMBIA MAI!

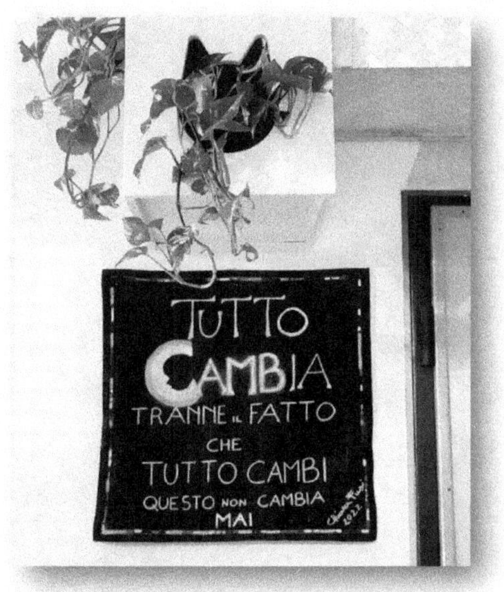

Sul cambiamento sono state scritte foreste di citazioni, aforismi, massime.

La mia preferita è questa:
 "Tutto cambia tranne il fatto che tutto cambi. Quello non cambia mai"

L'ho sentita citata da Pier Giorgio Caselli durante una lezione della sua Scuola non Scuola.
Mi è piaciuta così tanto che l'ho dipinta e appesa alla parete in salotto.

Ti piacciono i cambiamenti?
Racconta l'ultimo importante cambiamento che si è verificato o che hai realizzato nella tua vita.

76
ARCOBALENO

Una delle più spettacolari manifestazioni della natura è l'arcobaleno! La luce che si rifrange attraverso le gocce d'acqua crea uno spettro di sette colori, sempre uguali, sempre quelli, nella stessa progressione. I sette colori sono:

1. ROSSO
2. ARANCIONE
3. GIALLO
4. VERDE
5. AZZURRO
6. INDACO-BLU
7. VIOLETTO

Pensa se si potesse leccare un arcobaleno, sentirne la fragranza…

Se ogni colore avesse un sapore, quali sarebbero per te?

77
ADDESTRAMENTO ALL'INDIPENDENZA

Come è fatta una sana comunità, seppur piccola come una famiglia?

È un luogo dove i compiti, soprattutto i più seccanti e ripetitivi, vengono suddivisi equamente tra tutti i membri. (Comprese le faccende domestiche che sono azioni tanto indispensabili quanto noiose).
È possibile trasformare una famiglia in una EQUA COMUNITÀ fino a quando gli aquilotti lasceranno il nido? Io dico di sì!
Bisogna spostando il baricentro dell'amore.
Quando le bambine sono piccole, "amore" è uguale ad accudimento.
Mano a mano che crescono e acquisiscono capacità manuali e psichiche, l'accudimento deve andare in sottrazione, fino a scomparire del tutto. Si passa quindi gradualmente alla suddivisione di semplici attività quotidiane come apparecchiare, stendere, passare l'aspirapolvere; fino ad arrivare a cucinare, andare in posta a pagare una bolletta, fare la spesa.
Mamme! Papà! Amare i vostri figli e figlie dai 14 anni in su vuole dire anche lasciarli fare, lasciarli sbagliare (senza esagerare… !).
L'amore ora deve trasformarsi in un'altra sostanza: amore è addestramento all'indipendenza!

E tu?
Come ti senti a riguardo?
Sei una tipa "faccio tutto io che lo faccio meglio"… Oppure lasci fare "a modo loro"?
Se non sei un genitore, sei comunque stata figlia.
Com'è andata? Sei stata trascurata, oppure hai avuto genitori "elicottero"… quelli costantemente a ronzare su di te… sempre a dirti cosa è meglio fare…
Oppure una sana via di mezzo?

78

SLIDING DOOR (porta girevole)

Sliding door: il momento topico di una storia, un elemento imprevedibile che determina il corso della vita di una persona.

Immagino siamo in molti ad aver visto il film Sliding door con Gwyneth Paltrow. Due vite parallele prendono forma in maniera diametralmente opposta partendo da un preciso accadimento (che nel film è "prendere o perdere la metropolitana") che cambia il corso degli eventi.

E tu?
Quale consideri il più significativo accadimento che ha influenzato gli avvenimenti della tua vita?
Prova a fantasticare su una tua vita parallela in seguito al tuo "sliding door"… racconta!

79

CHE COSA HAI SCELTO TU?

Hai scelto tu il tuo nome? La lingua che parli? Le tradizioni, le leggi che osservi? Decidi tu il numero di ore al giorno in cui lavorare (tipo otto… come mai non sei, sette, nove) Decidi tu la quantità del tempo a tua disposizione per fare ciò che vuoi?

Credo che tutte le riposte siano più o meno un "NO"…

E tu?
Cosa cambieresti? Nome? Lingua? Tradizioni? Leggi? Tempo libero?

Ringrazio Michele Giovagnoli per questa riflessione.

80

BISOGNI

Quando fai qualcosa quali bisogni soddisfi?

Negli anni 50 l'emerito professor Carlo Maria Cipolla scrive le leggi fondamentali della stupidità umana ed individua quattro tipi di comportamenti proprio relativi ai bisogni.

C'è il bandito, l'ingenuo, lo stupido e l'intelligente.

Il BANDITO si preoccupa esclusivamente di soddisfare i propri bisogni, degli altri non gli importa nulla;

L'INGENUO è sempre al servizio degli altri, non sa dire no (poi sbuffa e si sente frustrato);

Lo STUPIDO non riesce a soddisfare né i propri bisogni, né quelli altrui.

Infine c'è l'INTELLIGENTE, colui che riesce a modulare un'alternanza tra i propri bisogni e quelli altrui.

E tu?

È piuttosto ovvio che se ti chiedessi "tu chi sei"? mi diresti "intelligente"… ma ti chiedo uno sforzo analitico relativo ai diversi ambiti della tua vita, tipo:

sei più brava ad essere "intelligente" in famiglia o al lavoro?

Sei più "intelligente" in amore o con gli estranei?

Ti è capitato di essere ingenua?

Cos'altro?

81

QUI E ORA

Ma il QUI E ORA esiste o non esiste?

Sì perché quando dico QUI non è ancora ORA, e se dico ORA non è già più QUI…

Cosa esiste allora?

Esiste il MOVIMENTO, esistono PASSAGGI, CICLI, MAREE, esistono PROCESSI esistono le ERE, esistono i FLUSSI.
E come diceva Eraclito PANTA REI, TUTTO SCORRE: esiste solo un continuo inesorabile fluire.

E tu?
Che rapporto hai con il "qui e ora"?
Ti è capitato di essere in una di queste situazioni?

- ♥ Sono in un momento di passaggio, di transizione
- ♥ Sono in un ciclo che non riesco a chiudere
- ♥ Sono travolta da una marea minacciosa
- ♥ Sono in un processo chiaro e definito
- ♥ Sono in un flusso energetico vago e misterioso
- ♥ … cos'altro?

82

LA GELOSIA

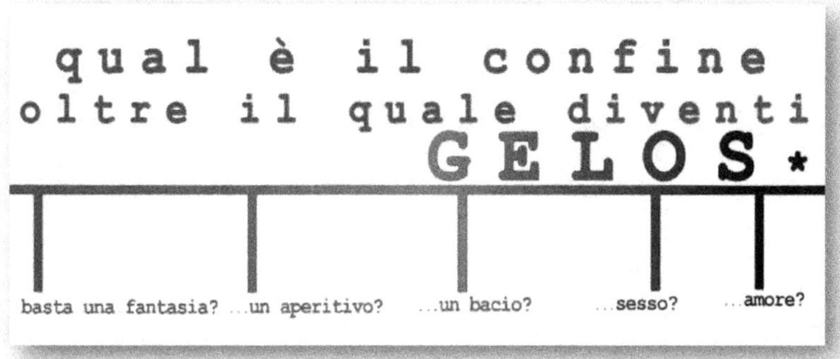

Cos'è la gelosia?
PAURA del confronto?
PAURA della perdita?
Entrambe queste paure?

Qual è il confine oltre il quale diventi gelosa?
1. Basta una fantasia erotica confessata dal tuo partner?
2. Un aperitivo da solo con un'altra donna? O un altro uomo?
3. Un bacio?
4. Sesso senza amore?
5. Innamoramento?

… Cos'altro?

83

LA GALASSIA DELLE INFINITE POSSIBILITÀ

Siamo nella galassia delle infinite possibilità. Tu sei un abitante del pianeta Gaia-Terrarium*; sei particolarmente creativa, poetica e fantasiosa e racconti chi sono i tuoi genitori se fossero stati caramelle, colori, oggetti, vegetali, profumi, strumenti musicali… e poi tu, nascendo da loro: chi sei?

due CARAMELLE:

mamma______ papà______ Tu che caramella sei ora?

due COLORI:

mamma______ papà______ Tu quale colore sei ora ?

due OGGETTI:

mamma______ papà______ Tu che cosa sei diventata?

due ALBERI/FIORI/ FRUTTI:

mamma______ papà______ Tu che vegetale sei diventata?

due PROFUMI:

mamma______ papà______ Tu di cosa profumi?

due STRUMENTI MUSICALI:

mamma______papà______ Tu quale strumento sei?

Gaia Terrarium è un pianeta di fantasia, protagonista del mio libro "TUTTO – un romanzo di FantaUmanità" Edizioni WE 2021

84
PASSEGGERA VIAGGIATRICE VISIONARIA

- 175 -

Immagina che siano tre le attitudini possibili per vivere la tua vita: essere passeggera, viaggiatrice o visionaria

PASSEGGERA sei contenta quando le cose vanno bene, ma non sempre sai cosa vuoi; reagisci agli eventi, ma spesso ti senti vittima delle circostanze.

VIAGGIATRICE sai cosa vuoi, ti poni degli obbiettivi raggiungibili, non ti scoraggi, fai quello che puoi usando ciò che hai.

VISIONARIA ti predisponi con curiosità verso ciò che non conosci, prepari un terreno fertile, immagini nuovi mondi possibili, ma vivi costantemente nell'incertezza.

E tu?
Sei più passeggera, viaggiatrice o visionaria?
Cambia qualcosa in base agli ambiti della tua vita? Tipo: nel mondo del lavoro o in quello delle relazioni sentimentali o di amicizia?

85
UN MATRIMONIO IMPROBABILE...

La signorina VITTIMA e mister LAMENTO decidono di sposarsi, ma non riescono a trovare un officiante disposto a farlo.

Sei disposta a farlo tu?

SE SI perché?

SE NO perché?

86

MONDO UTOPISTICO

Esiste un mondo fantastico dove le persone (indipendentemente dal legame di sangue, dal paese di origine o dal colore della pelle) si riuniscono naturalmente e pacificamente in comunità dove il loro legame è dato da una perfetta risonanza di valori, gratificazioni e divertimento. Sono luoghi dove esseri umani con un comune intento possono riunirsi godersi a vicenda, stimolarsi e potenziarsi. Anche l'habitat è consono alla loro natura.
(Il film DIVERGENT del 2014 è un ottimo spunto per questa riflessione)

Ci sono i montanari che amano camminare per ore su e in giù per prati e sentieri; amano il freddo, le vette innevate e i boschi.
Ci sono i marittimi che adorano il mare e l'acqua; sanno veleggiare, vivere in capanne sulla spiaggia e nutrirsi di frutta e pesce pescato con le loro mani.
Ci sono i metropolitani, che adorano i rumori, il caos e la folla di una città, che non potrebbero mai vivere isolati o nel silenzio di una vallata selvaggia… e via dicendo.

È un MONDO UTOPISTICO dove ognuno trova la sua ubicazione ideale e i compagni di vita più affini.

E tu?
In questo mondo ideale quale comunità vorresti fondare?
Dove e con chi vorresti vivere?

87
AMORE: EROS, PHILIA, AGAPE

Usiamo come unico termine AMORE per esprimere tipi di relazione anche molto diversi tra loro. Nel greco antico si distinguano forme di amore differenti attraverso questi vocaboli: amore è EROS, PHILIA, AGAPE (caritas in latino).

EROS–AMORE è la componente passionale ed erotica della relazione. Eros vive di tensione, diversità, desiderio, complementarità;

PHILIA-AMORE esprime i legami di sangue e di amicizia; è un amore imponente e affidabile;

AGAPE-AMORE è l'amore universale: bellezza, conoscenza, arte, natura, spiritualità. Agape è anche l'espressione amorevole del "dare", del donare senza chiedere nulla in cambio.

E tu?
Quale movimento di amore stai vivendo con maggiore intensità in questo momento della tua vita?

88
GENTILEZZA

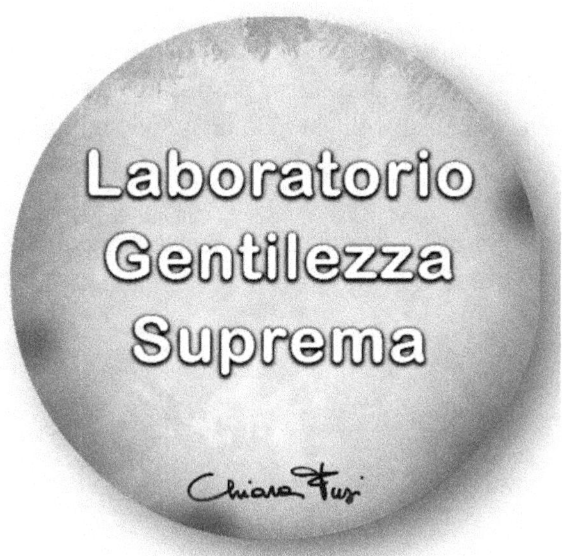

La gentilezza non è cordialità.
Non è usare la "giusta diplomazia per ottenere qualcosa"
La gentilezza non è essere ossequiosi o fare i complimenti.

Essere gentili non è (solo) essere educati, corretti, garbati o saper mediare.
La gentilezza non si esprime con una lusinga, ma con apprezzamento sincero. La prima sale dalla bocca, la seconda sgorga dal cuore (Dale Carnegie).

Credo possano essere tre i livelli per praticare la Gentilezza:
1°- VERSO SE STESSI,
2°- VERSO LE PERSONE,
3°- VERSO L'AMBIENTE CHE CI OSPITA.

1. Essere gentili con Se stessi vuol dire imparare ad ASCOLTARE LE PROPRIE EMOZIONI, accoglierle senza farsi travolgere.

2. Essere gentili con le Persone vuol dire "ESERCITARE L'EMPATIA" attraverso i gesti, le parole, l'ascolto. Vuol dire cercare di non giudicare, perché dove c'è il giudizio non esiste la comprensione (Mauro Scardovelli).

3. Essere gentile con la Terra vuol dire PENSARE GLOBALMENTE, AGIRE LOCALMENTE, non avere un impatto distruttivo sul pianeta; cercare di lasciare ai nostri figli e nipoti un mondo migliore.

E tu?
Senti di poterti collocare in tutte e tre queste "dinamiche gentili" ? Ci sono margini di miglioramento?

89
TU NON VEDRAI MAI LA TUA FACCIA

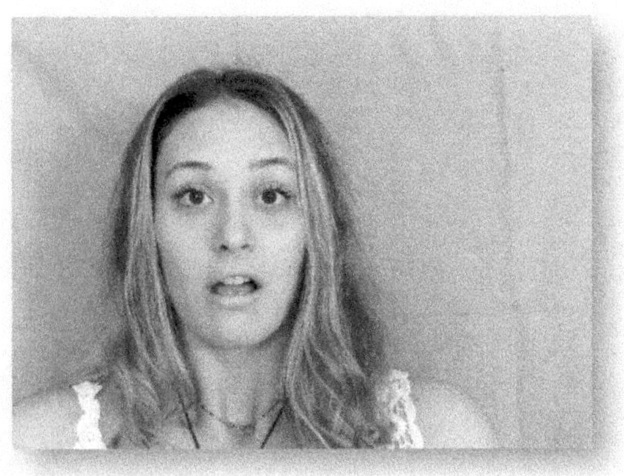

Durate la mia formazione come counselor, nel periodo di tutoraggio (2010), un giorno, durante una lezione dedicata alla "percezione di sé" ho realizzato che non avrei mai potuto vedere la mia schiena direttamente, cioè con i miei stessi occhi se non attraverso un'immagine riflessa o una fotografia.

A quel punto la docente mi dice –"Se è per questo non puoi vedere direttamente neanche la tua faccia!... e non la vedrai MAI per tutta la vita !!!" Sono rimasta scioccata dalla notizia che tutti possono vedere la mia faccia, ma io no! (se non attraverso un'immagine riflessa o una fotografia). Da lì ne è scaturita una riflessione su come, di fatto, tutti noi ci conosciamo attraverso lo sguardo degli altri.

Le relazioni sono dunque fondamentali per imparare ad "osservare" se stessi.

E tu?
Attraverso quali persone ti stai conoscendo, ti sei conosciuta?
Ti piace sempre ciò che vedi?

90
AVVERSITÀ

Di fronte alle avversità ci sono due atteggiamenti diametralmente opposti: c'è chi si concentra sulle disgrazie, lamentandosi e ponendosi
domande, tipo:

> - "perché proprio a me? Cos'ho fatto di male per meritarmi que-
> sto? Ecco! Sono una sfigata... "

Poi ci sono le persone che di fronte ad un'avversità formulano questa
RIFLESSIONE:
> - "Ok! È successo, mannaggia che fatica... come la risolvo?
> Chi mi può aiutare a risolvere ancora più in fretta?

E tu?
A quale delle due categorie senti di appartenere?
Hai notato delle differenze in base al tipo di avversità?
Ad esempio: se sono questioni lavorative sei più efficiente, mentre se si
tratta di temi sentimentali entri in crisi... o viceversa?

91
MISURARE IL MONDO CON IL PROPRIO METRO

"Misurare il mondo con il proprio metro" è lo sbaglio più frequente che incontro tra i miei clienti in materia di dinamiche relazionali.
(Questo NON vuole essere un giudizio nei loro confronti, anche io per quasi 40 anni ho agito così nella convinzione di esser nel giusto... poi ho capito che non mi aiutava a costruire relazioni nutrienti).

Se sei solita dire:

> –"Io non avrei mai fatto così... io non avrei mai detto quella cosa, io avrei fatto diversamente"... sappi che è un'attività controproducente, in primis per te.

Ognuno agisce per ciò che sono le sue conoscenze, esperienze, i suoi valori e i suoi sentimenti.
Inoltre misurare il mondo con il proprio metro può avere un effetto boomerang: anche gli altri possono dire a te: –" Ma sei matta! Ma come hai potuto? Io non avrei mai fatto così... ". È piacevole?

E tu?
Quando riesci a metterti nei panni degli altri cercando di comprendere senza giudicare?

92

ESSERE COMPRESA

Spesso mi sono sentita dire:

> –"Ma come posso vivere bene se nemmeno mia madre (mia so-
> rella, mia figlia) mi capisce"?

Certo è difficile non essere compresi da chi abbiamo più vicino…

Purtroppo la cruda realtà è che nessuno deve nulla a nessuno! Nemmeno un padre ad un figlio, una figlia alla madre, un fratello ad una sorella, e via dicendo.
Però… è così bello sentirsi compresi!

Quando si incontra una persona che naturalmente ci fa sentire a nostro
agio e liberi di esprimerci… è un momento magico! Un privilegio raro!
Fortunatamente ci sono legami, anche familiari, nei quali ci si ama anche senza capirsi a fondo.

E tu?
Quali esperienze hai vissuto sul tema "ESSERE COMPRESA"?

93

L'ABBANDONO

"Quel meraviglioso momento in cui ti viene sonno e capisci che puoi dormire… un dolce sorriso giunge in mezzo alle guance e ti lasci andare alla morbidezza dei sogni".

Mentre si dorme si è inermi, vulnerabili, attaccabili.
Tra i doni più immensi che si possono ricevere da un altro essere umano c'è la possibilità di ABBANDONARSI CON FIDUCIA, proprio come alla sera ti lasci andare al sonno.

E tu?
A quante persone senti di poterti affidare totalmente?

94

IL TUO BIG BANG

Pare che l'Universo sia nato da un big bang*

Visto che è successo per l'Universo, e tu sei parte integrante di esso, significa che anche tu hai avuto il tuo micro big bang.

È probabile che questo micro big bang coincida con l'attimo in cui lo spermatozoo del tuo papà è riuscito a penetrare nell'ovulo della tua mamma.

Immaginati quali circostanze hanno accompagnato questo tuo unico e personale big bang: dove è successo il tuo concepimento?

Descrivi nel dettaglio il luogo, i colori, i profumi, la temperatura…

l'universo iniziò a espandersi a velocità elevatissima in un tempo finito nel passato a partire da una condizione di curvatura, temperatura e densità estreme, e che questo processo continui tuttora" (fonte Wikipedia).

95

PENSIERI E PAROLE

LA RAGIONE PER CUI ABBIAMO DUE ORECCHIE ED UNA SO-LA BOCCA È CHE DOBBIAMO ASCOLTARE DI PIÙ E PARLA-RE DI MENO. - Diceva Zenone *di* Cizio, già tre secoli avanti Cristo...

Aggiungo io: oltre a due orecchie abbiamo anche due occhi e due narici, ma un unico orifizio per far uscire le parole.
E se il rapporto giusto fosse 6 a 1?
Cioè ascoltare "2", guardare "2", annusare "2" e poi, dopo, solo dopo, parlare "uno"?

E tu?
In quale proporzione ti presenti?
Sei parca di parole o sei una verbosa?
Sei riflessiva e misurata o parli ad alta voce?
Prova a chiedere ora a qualcuno vicino a te: "Secondo te, io parlo troppo"?

96
IL 96%...

Nonostante tutta la nostra intelligenza umana, gli studi, le scoperte, la scienza, i computer quantistici... ancora non conosciamo la composizione del 96% dell'intero Universo, ammesso che ce ne sia solo uno...

Dal macro al micro: anche noi viviamo nella stessa proporzione?

Com'è vivere al 96% nell'incertezza e solo al 4% nella "certezza"?

La domanda non è SE le cose cambieranno, ma COME cambieranno.

Riesci a spostare la tua attenzione verso l'alternanza, il cambiamento e il mistero? O cerchi di avere tutto sotto controllo?

97

LA PESANTEZZA DEL DOLORE

- 201 -

Alcune persone fanno così fatica a CONFRONTARSI CON IL DOLORE che si ostinano a vedere il BENE OVUNQUE, anche quando il bene non esiste, anche quando sarebbe meglio proteggersi o scappare.

E tu?
Ti sai proteggere?
Riesci a sottrarti da persone, situazioni, luoghi dove sei chiaramente a disagio o spaventata?

98

RASSERENARE

- 203 -

"ANDRÀ TUTTO BENE" è una delle frasi presente in quasi tutti i film e le serie TV made in USA. Sembra quasi un "must"…

Certo, ogni tanto è bello avere una persona in grado di farci sentire al sicuro…

E tu?
Hai qualcuno capace di rasserenarti?
Forse se nessuno è in grado di farlo è perché dai l'impressione di non averne bisogno, di essere "quella forte"… È davvero così?

99

IL MIO BILANCIO LIBIDICO

Ti propongo un esperimento: prendi un foglio e traccia due colonne con questi due titoli:

1. COSE FATTE PER ME E PER LA COMUNITÀ,
2. COSE FATTE SOLO PER ME.

Scrivi TUTTO quello che hai fatto ieri da appena sveglia al mattino a quando sei andata a letto la sera.

Ad esempio: cucinare per la famiglia, andare al lavoro, lavare la macchina, fare la spesa... va nella colonna uno; fare una passeggiata da sola nel bosco, leggere un libro, farsi fare un massaggio, andrà nella colonna due.

Com'è andata?
Sei sorpresa?
Sei soddisfatta?
Le due colonne sono a pareggio?

100
LA STORIA

Quando ero ragazza e andavo a scuola odiavo la storia. Memorizzare le date dei conflitti, il numero dei morti in guerra, le annessioni dei territori, i nomi dei regnanti, era per me una vera e propria tortura.

Durante il primo lockdown del 2020 ho "conosciuto" (online) Alessandro Barbero, storico e professore universitario, che ha messo in rete gratuitamente tantissime lezioni proprio sulla materia "storia". La sua vivacità oratoria, unita alla passione e alla sconfinata conoscenza mi hanno catturata! Ho cominciato a seguire assiduamente le sue lezioni passando dalle guerre mondiali ai medioevo, dal popolo azteco ai vichinghi senza mai annoiarmi.

Chissà come sarebbe cambiata la mia vita se avessi avuto un insegnante come lui? Forse avrei anche fatto studi diversi… forse ora farei un altro lavoro?

E tu?
Hai avuto un insegnante significativo che ha influenzato, positivamente o negativamente, la tua vita?

101
LA RIFLESSIONE PIÙ AMPIA DEL MONDO

Riflettiamo insieme: ma se davvero qualcuno "dall'alto" ci amasse incondizionatamente (che sia Dio o lo Stato con i governanti che abbiamo eletto) il pianeta Terra sarebbe così colmo di dolori e ingiustizie?

Torneremo mai all' ETÀ DELL'ORO*?

*L'età dell'oro (o età aurea) è un tempo mitico di prosperità e abbondanza, ricorrente in varie tradizioni antiche, come quella greca, corrispondente nell'induismo al satya yuga.]L'espressione italiana ricalca il latino aurea aetas.

Secondo le leggende, durante l'età dell'oro gli esseri umani vivevano senza bisogno di leggi, né avevano la necessità di coltivare la terra poiché da essa cresceva spontaneamente ogni genere di pianta. Non esisteva la proprietà privata, non c'era odio tra gli individui e le guerre non flagellavano il mondo.

Era sempre primavera e il caldo ed il freddo non tormentavano la gente, perciò non c'era bisogno di costruire case o di ripararsi in grotte. Con l'avvento di Giove finisce l'età dell'oro e ha inizio l'età dell'argento.

Fonte Wikipedia

102
AYURVEDA

Secondo la visione ayurvedica sono cinque gli elementi che governano l'intero universo.

Ecco i Panchamahabhuta, i cinque elementi, dal più leggero al più pesante:

- Etere – vuoto, l'aria che c'è tra i pianeti, spazio nel quale si collocano tutti gli altri elementi
- Aria
- Fuoco
- Acqua
- Terra

Sono in ogni manifestazione della natura e sono intimamente connessi al nostro equilibrio energetico. Ognuno di noi ha una costituzione (dosha) che si esprime con una diversa percentuale di questi cinque elementi.

Istintivamente quali caratteristiche attribuisci a etere, aria, fuoco, acqua e terra?

Ad esempio considerando i principali opposti ayurvedici, che sono

freddo/caldo
pesante/leggero
Veloce/lento
asciutto/untuoso
liscio/ruvido
statico/dinamico

Da quale ti senti più attratta? Quali elementi senti ti appartengono di più?

Ringrazio Valentina Ferri per questa riflessione.

103
EXTRATERRESTRI

Una volta si chiamavano U.F.O. *Unidentified Flying Object - Oggetto non identificato*
Ora vengono definiti U.A.T. *Unidentified Aerial Phenomenon – Fenomeno aereo non identificato*

Siamo dunque passati dall'oggetto al fenomeno… cosa cambia secondo te?

Credi negli extraterrestri?

Quali emozioni provi a riguardo?

104
PRENDERSI LA RESPONSABILITÀ DELLE PROPRIE EMOZIONI

Quando incolpi qualcuno di averti fatto arrabbiare o soffrire, prova a sostituire la frase

- "QUELLA LÌ MI HA DAVVERO TRATTATA MALE"!
    Con
- "HO PERMESSO A QUELLA LÌ DI TRATTARMI MALE"

Idem per

- "QUELLA LÌ MI HA PROPRIO FATTA INCAZZARE"!
    Con
- "HO PERMESSO A QUELLA LÌ DI FARMI PROVARE RABBIA"

Cosa cambia biologicamente, quindi emozionalmente, in te?

p.s.
Ovviamente vale anche per le emozioni amorevoli e per il piacere di celebrare i propri successi.
- "Ho concesso a me stessa di passare questa bella serata in allegria con le mie amiche migliori. Mi ha fatto un gran bene"!
- "Mi sono autorizzata questo meraviglioso massaggio ayurvedico… ne avevo proprio bisogno"!
- "Sono stata brava a organizzare questa bella cena romantica, è stata così apprezzata… "!
- E via così, di meraviglia in meraviglia!

105
TRASFERIMENTO

Hai la possibilità di trasferirti per un anno intero, completamente spesata e senza perdere il lavoro che stai facendo ora, in un altro stato ovunque nel mondo.

Questa opzione vale solo per te, non per un accompagnatrice, accompagnatore.

Accetti questa proposta?
Se si, dove vai?
Cosa farai?

106
INVISIBILITÀ

Hai la possibilità di restare invisibile per 24 ore.

Dove vai?
Cosa fai?

107
IL SIERO DELLA VERITÀ

Entri in possesso di una fiala di SIERO DELLA VERITÀ che ti permette di ottenere sei ore di risposte totalmente SINCERE da parte di una sola persona!

Cosa vuoi sapere, e da chi?

108
VISIBILE-INVISIBILE

- 223 -

Puoi invertire per 24 ore il paradigma di ciò che è VISIBILE con ciò che è INVISIBILE.

Cosa vuoi vedere che ora non vedi?

Cosa non vuoi vedere che ora vedi?

109
ANIMALI
- 225 -

Puoi essere un animale per una settimana.

Quale animale scegli?

Cosa ti immagini vedrai/imparerai da questa esperienza?

110
METAMORFOSI KAFKIANA
- 227 -

Come nella celeberrima metamorfosi del testo di Franz Kafka del 1915 una mattina ti svegli e scopri di essere diventata un insetto. Rispetto al libro di Kafka però le dimensioni della tua trasformazione non sono "umane", quindi abnormi per un insetto, ma diventi un insetto vero, con le normali proporzioni.

Quale insetto sei diventata?

Che esperienza vivi?

111
EMOZIONI

Emozione arriva da "EMO" in "AZIONE": sangue e fluidi in movimento. Prima di essere compresa un'emozione è un semplice impulso, una modificazione corporea. Poi il cervello la trasforma in una parola: tensione, allegria, disagio, affetto…

Se non ci costruiamo un ampio vocabolario emozionale, alla domanda "come va?" risponderemo con un banalissimo "bene" o "male"… insomma, una risposta in bianco e nero.

Quanto è colorata la tavolozza della tua percezione emotiva?

Sei brava a condividere i tuoi colori emozionali o tendi a tenerteli per te?

◆◆◆◆◆◆◆◆◆

BIOGRAFIA DELL'AUTRICE

Chiara Fusi, classe 1963. Vivo e lavoro a Milano, ma, per giuste cagioni, mi sposto in qualsiasi parte del mondo.

Sono una Creativa Culturale*: counselor, scrittrice, pittrice, autrice di giochi per l'intelligenza emozionale.

** CREATIVI CULTURALI: Sono le persone che desiderano una società più giusta e pacifica, un'economia etica, uno sviluppo ecosostenibile, un'umanità più consapevole. Sono coloro che auspicano stili di vita più sani e autentici, ispirati ai valori della pace, dei diritti umani, dell'ambiente, della qualità della vita, delle relazioni consapevoli e costruttive, della crescita personale e spirituale. Pur essendo costituita da individui e gruppi sociali diversificati, questa avanguardia culturale presenta alcuni valori comuni quali: sensibilità ecologica; attenzione alla pace e alla qualità delle relazioni interpersonali; interesse verso la crescita personale e/o spirituale; disinteresse per l'esibizione della posizione sociale; parità di diritti tra maschi e femmine; fiducia nella possibilità di una evoluzione positiva dell'individuo e della collettività." - (Cheli - Montecucco)*

È come avessi percorso due diverse "vite" con il giro di boa attorno ai 35 anni: la prima è stata soprattutto una "vita biologica", la seconda è una "vita evolutiva e spirituale".

Durante la prima vita, fino ai 35 anni circa, la mia impresa più grande è stata mettere al mondo due splendidi figli: Tommaso e Beatrice. Impossibile immaginare la mia esistenza senza di loro! Tuttavia ho vissuto senza conoscere appieno le mie qualità, senza comprendere il mio daimon, il mio posto nel mondo, la mia missione. Ho sperimentato molti lavori: impiegata, insegnante di arti decorative, organizzatrice di eventi, scrittrice e redattrice, grafica, agente di commercio, direttore commerciale, consulente per la qualità ISO 9001:2000.

Nella seconda vita, dai 35 anni in poi, ho ricominciato a studiare dapprima come autodidatta (psicologia, filosofia, spiritualità, economia) fino ad incontrare il counseling, nel 1999.

Dal 2002 al 2005 ho seguito un master di 4 anni in counseling ad orientamento gestaltico presso il C.S.T.G. (Centro Studi Terapia della Gestalt di Milano; direttori Donatella De Marinis e Riccardo Zerbetto). Comincio a svolgere la professione come counselor nel 2006. Propongo lavori personali, di gruppo, residenziali, attività distinte per fasce di età: bambini, ragazzi, adulti.

Nel 2007 fondo l'Associazione Culturale emozionARTI con la mission di divulgare la cultura delle emozioni.

Contestualmente, dal 2008 al 2011, sempre al C.S.T.G. ho svolto il ruolo di tutor in una classe di formazione di counseling.

In diciassette anni di professione ho personalmente incontrato, aiutato, seguito, accompagnato e amato almeno un migliaio di persone.

Sì, **amato,** hai letto bene! Perché questa professione non si può svolgere senza amore. Mi considero onorata e sono profondamente grata alle persone che scelgono di affidarsi a me, che si tratti di una singola serata in gruppo o di un percorso personale.

Il counseling non è una professione che si "impara", almeno… non solo. Il counseling permea ogni reale scelta di vita. Il "linguaggio-counseling", in breve, è un invito ad attingere a tutte le buone qualità insite nella natura umana di cui disponiamo: amorevolezza, cura, comprensione, empatia, affetto, calore… in altre parole, attingere alle qualità dell'AMORE.

Dedicarmi a questa conoscenza attraverso studi, impegno e lavori di consapevolezza personali, mi ha permesso di specializzarmi nella materia più trascurata nella nostra educazione: l'intelligenza emozionale.

> **"Un counselor è...."**
> **metafore che aiutano:**
>
> è uno specchio: ti ascolta e non ti giudica, rimanda la tua vera immagine
> è una guida alpina: ti accompagna per i sentieri che TU stess* hai scelto di percorrere
> è un nuovo paio di occhiali: quando vuoi, ti dà un diverso punto di vista
> è una spina nel fianco: una presenza che ti ricorda che anche i dolori sono da accogliere, attraversare ed elaborare
> è un ricarica-batteria: ti permette di attingere a quella parte di te dove conservi l'energia vitale
> è una radiografia: con un "fascio di luce speciale" mostra ciò che sembra non esistere
> è una bussola: aiuta ad orientarsi in quel mondo emotivo che di volta in volta scegli di esplorare
> è un personal trainer: un aiuto materiale per l' addestramento all'indipendenza
> è il banco del Professor Keating nel film l'Attimo Fuggente!

L'intelligenza emozionale è la somma delle abilità utili a costruire una relazione sana e nutriente. Relazioni che non si possono comprare con il denaro, serve padroneggiare l'intelligenza dell'Amore. Dal greco antico, la traduzione della parola Amore, si triplica e diventa EROS, PHILIA e AGAPE. Che si tratti di amore tra partner (Eros), di amicizia o di legami familiari (Philia), o connessioni alla natura e a tutto il creato (Agape), avere belle relazioni contribuisce a portare linfa benefica in tutti gli ambiti della vita: lavoro, interessi, ricerca.

Comprendo che il linguaggio più accessibile, il più coinvolgente in materia di emozioni, è "il gioco". L'approccio ludico è vincente per fare breccia nei cuori e permettere, anche a chi non ha confidenza, di familiarizzare con il mondo delle emozioni.

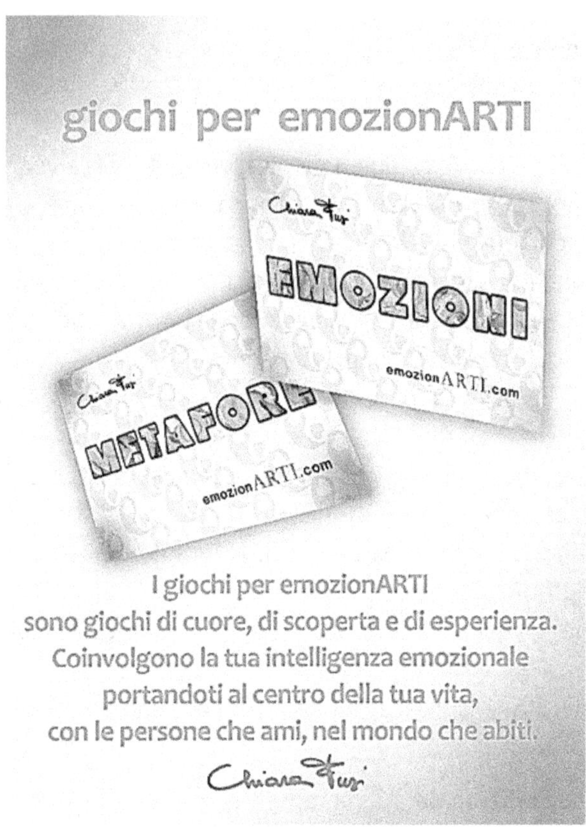

Comincio ad "inventare giochi a tema" ogni volta che organizzo gruppi di lavoro, serate di soft-counseling o consulti personali. Invento centinaia di giochi per coinvolgere il maggior numero di persone possibili, con ausili sempre diversi. Alcuni di questi giochi diventano degli strumenti fruibili anche da colleghi e altri professionisti delle relazioni d'aiuto: psicoterapeuti, insegnati, educatori.

Mi specializzo, spontaneamente, nelle relazioni sentimentali, comprese quelle considerate non convenzionali.

Nel 2015, dopo 10 anni di professione, scrivo il saggio dal titolo **"AMORI SNODATI – Guida alle relazioni non convenzionali"**.

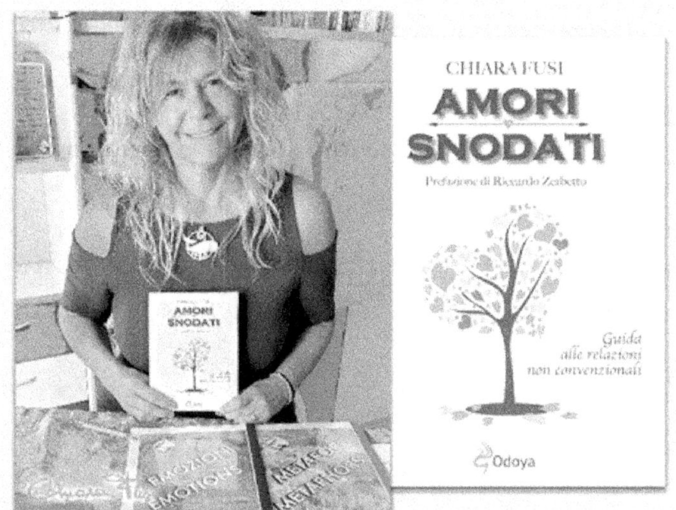

Desidero divulgare una "cultura del vivere l'Amore" che rispecchi
la nostra unicità: così come siamo individui irripetibili,
dall'inconfondibile dna, allo stesso modo abbiamo il diritto
di amare ed essere amati in risonanza alla nostra anima.
Nessuno dovrebbe dettare legge in Amore.
Nessuno dovrebbe sentirsi in diritto di giudicare
o condannare come si ama e chi si ama!

Le mie proposte concrete per migliorare le relazioni sentimentali sono tre:

- Rito per una promessa di Libertà d'Amore e di amare*;
- Tagliando di coppia (o poliamoroso) attraverso il counseling e i "giochi per emozionARTI";
- Vivere lo "Smatrimonio".

*** ♥ Rito per una promessa di libertà d'amore e di amare ♥**

Io provo amore per te, e sento che tu provi amore per me:

è una stupenda e preziosa sincronia di sentimenti!

Tuttavia: io sono io, tu sei tu.

La mia paura di perderti non diventerà più grande

della mia capacità di percepire la realtà.

Quello che proviamo ora non si dovrà mai trasformare in una prigione.

Per questo motivo, in nome dell'amore che provo per te ora, scelgo di

donarti oggi e per sempre,

il mio bene più prezioso:

L'ONESTÀ DEI MIEI SENTIMENTI.

Se i miei sentimenti dovessero cambiare, voglio avere il diritto

ed il coraggio di non dirti delle bugie.

Io non ti considero "mio" o "mia", né fisicamente,

né psicologicamente, né emotivamente.

Ogni volta che i nostri rispettivi interessi, bisogni e desideri si soddisfa-

no naturalmente, camminiamo insieme nella vita.

Non mi sento abbandonat* quando tu non sei con me.

Io considero la mia libertà il mio e il tuo bene primario.

Io considero la tua libertà il tuo e il mio bene primario.

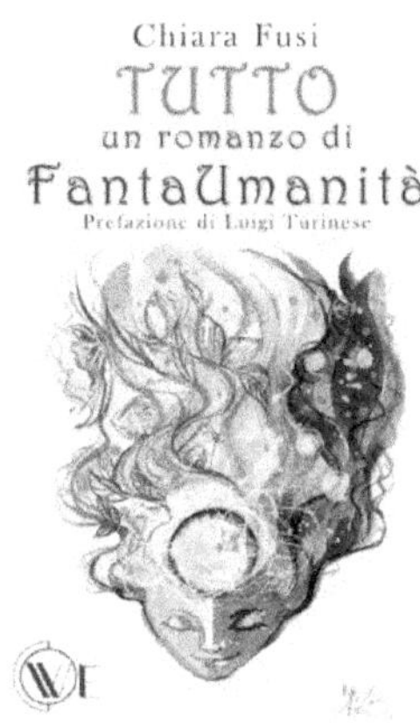

Nel 2021 esce **"TUTTO – un romanzo di FantaUmanità"** che è il mio primo romanzo.

L'idea è nata nel 2016. Desideravo evocare riflessioni portando alla luce un mondo immaginario, popolato da persone in grado di sentire la connessione con tutto l'Universo. Grazie a Nicola Bergamaschi, il mio nuovo editore, ho trovato la giusta risonanza per "osare" e proporre la mia opera.

Il mio intento è di stimolare nel lettore l'immaginazione e la creatività, due caratteristiche particolarmente scomode in una società che ci vorrebbe soprattutto ubbidienti e consumatori, paurosi e governabili.

In questo testo ci sono proposte "impossibili" come il neutralizzatore sonoro (almeno fino ad ora, chissà la tecnologia dove arriverà?), ma anche azioni accessibili, giochi replicabili, come le serate ChimicAmore e le Ludoteche Emozionali. Alcuni dei giochi citati nel testo li ho già realizzati, altri li realizzerò a breve.

Tra i progetti futuri c'è la creazione della **"Ludoteca emozionARTI"** all'interno della quale sviluppare, oltre ai giochi, anche veri e propri spazi di azione e condivisione nel **"Laboratorio della Gentilezza Suprema"**.

INDICE

Chiunque voglia condividere opinioni, riflessioni
o desideri maggiori informazioni
riguardo le mie prossime iniziative,
potrà contattarmi qui

emozionarti@gmail.com

 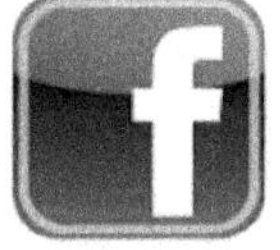

Chiara emozionARTI Fusi

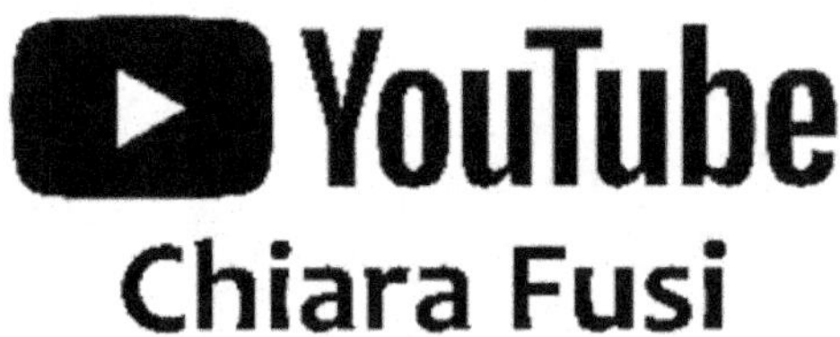

Chiara Fusi

www.emozionarti.com